ガンにもよく効く！

病気にならない食べもの・食べかた

済陽高穂 著

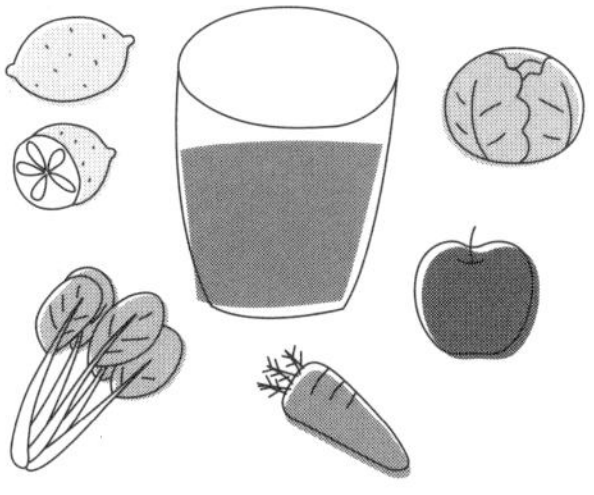

MP
Metropolitan Press

はじめに

本書で紹介する「済陽式・食事療法」は、消化器外科医としての私自身の長年にわたる治療体験と、研究によって確立されたものです。

この食事療法により、晩期ガンと宣告されたガン患者さんの60～70％は症状が改善しています。食事療法の効果が現れやすい乳ガンや前立腺ガンでは、改善率は70～80％に及びます。

食事療法の重要性に気づいたきっかけについては第1章でお話しいたしますが、栄養・代謝（体内での物質の変化や入れ替わり）・免疫（細菌やウイルスなどの病原体を打ち負かす働き）といった、患者さんの体の側の条件を考慮せずに、手術・放射線治療・抗ガン剤の現代医学における三大療法だけでは、ガンを治すことは困難なのです。

もちろん三大療法はガンの診断が下ったあと、まず受けるべき治療手段ですし、私自身も行なっています。そのうえで消化器ガン以外の専門外のガンについても、それぞれの専門医の診療を仰ぎつつ、食事療法の指導を行なっています。三大療法に加えて、栄養状態を改善し、代謝を整え、免疫を高める食事療法を行なうことで、治癒率は飛躍的に高まるのです。

また、「済陽式・食事療法」はガン患者さんだけのためのものではありません。ガンに限らず、狭心症や脳血管障害、糖尿病などさまざまな生活習慣病を予防・改善するために役立ちます。

ガンやそのほかの生活習慣病にならないためには、免疫力を高める生活をすることがなによりも大切です。その基本として、健康な体をつくるよい食事があるのです。それは、穀物の胚芽成分や野菜や果物をたくさん摂るということ。それが、日本人の体を健康にするベストな食材なのです。

めまぐるしく発展し続ける現代社会で、日本人が忘れてしまった日本古来の食生活にこそ、健康で充実した人生を過ごすためのヒントが隠されています。ご自身の人生にとって何が大切かを見極め、最善の選択をするきっかけとして本書がお役に立てば幸いです。

平成28年10月

済陽高穂《わたようたかほ》

ガンにもよく効く！ 病気にならない食べもの・食べかた

目次

第2章 実践！ 病気にならない食生活の基本

第3章 摂ってほしい栄養素&食材事典

カバー・本文デザイン：島崎幸枝

第1章

なぜ食事で病気が大いに改善するのか

63%の有効率を誇る「済陽式・食事療法」とは

三大療法だけでガンを治すことは困難

私は消化器外科医として長年手術による診療を行なってきました。

手術も4000例と行なってきましたが、その半数は消化器ガンの手術でした。実は、消化器は内臓のなかでもっとも病気になりやすい部位で、すべての病気の半分が消化器で発症するといわれています。さらに、ガンの発症も非常に多い器官なのです。

私はひとりでも多くの患者さんを助けたい、治したいと手術の腕を磨き、ガンと立ち向かってきました。しかし、どれほど心血を注いでも、結果は思うように出ませんでした。

医師になって20年ほど経ったころ、私は自分が執刀した約1400例のガン患者さんの5年生存率を調査したことがあります。5年生存率というのは、手術を受けた患者さんが5年後に生存している割合のことです。その結果はなんと52%でしかなかったのです。

この結果に私は愕然としてしまいました。

いくら手術が成功しても、再発などによってほぼ半数の48％もの患者さんが5年後まで生きることができないのです。

手術、抗ガン剤、放射線治療がガンの三大療法といわれていますが、そのどれか1つの治療法だけではガンは完治しない。それを痛感した調査結果でした。

取り残したガンがあるのに元気になっていく不思議な患者さんたち

ガンの治癒率を上げる別の方法はないか。私は一生懸命に考えました。そのときに脳裏に浮かんだのが、ある不思議な患者さんたちのことでした。

肝臓ガン、肺ガン、前立腺ガンの患者さんのなかには、進行が速すぎて手術ですべての病巣を取り除くことができないまま自宅療養に移行するという方がいます。その方々の多くが余命数カ月と考えざるを得ない状態です。

ところが、何人かの患者さんは定期検査でお会いするたびに顔色がよくなり、見るからにお元気そうになり、それどころか画像診断でもガンがどんどん小さくなり、なかには完全に消滅した人すらいらっしゃったのです。

そんな劇的な改善をみた患者さんたちに共通していたのが、徹底した食事療法でした。

「医者に治せないなら私が治す！」というお気持ちなのでしょうか、患者さんのご家族が自ら学び、ガンに勝つための食事療法を実践していたのです。

私はその食事療法こそがガンの治癒率を高めるための秘策であると思いました。それから食事療法について独自の研究を重ねていったのです。

これが「済陽式・食事療法」が誕生するきっかけでした。

昔からの食事療法を学び、試行錯誤の末に生まれた「済陽式・食事療法」

私は、自分なりの食事療法を確立するまで、いくつかの古典的な食事療法を参考にしました。

海外では、約100年前にすでにドイツ系アメリカ人医師のマックス・ゲルソン博士が独自の食事療法をすすめていました。彼は結核患者約500人に、動物性たんぱく質と脂肪と塩を制限し、多量の野菜や果物を摂る食事を実践させました。その結果、約98％の人が治癒したのです。当時は結核患者の約半数が亡くなっていた時代ですから、この結果は驚異的なものといえるでしょう。

ゲルソンはそのなかで結核と皮膚ガンを併発していた患者さんではガンも治ったことに

着目し、ガン患者さんへの食事療法の研究を始め、ついにガンの食事療法として「ゲルソン療法」を確立したのです。

ゲルソン療法の特徴は、塩分と油脂類を可能な限り取り除き、動物性食品を厳しく制限するほか、新鮮な野菜と果物を大量に摂るところにあります。特に１日コップ13杯（約２ℓ）の野菜の絞りたてジュースは重要とされています。

私はゲルソン療法を参考にしつつ、しかし肉や魚、牛乳といった免疫細胞の素材も必要だと考え、済陽式では一部取り入れています。

ゲルソン療法のほかにも、50年前に日本で生まれた甲田療法、それからナチュラルハイジーン、マクロビオテックスなども参考にしました。このように古典を学び、そのうえで現代の栄養学に即し、かつ現代社会でも実践可能な方法を自分なりに試行錯誤し、済陽式・食事療法を確立させたのです。

三大療法と食事療法を合わせれば85％のガン患者を救える

私が参考にした食事療法に共通しているのは、基本は菜食であるということです。そして済陽式・食事療法も基盤は生の野菜と果物を摂るというものです。

詳しい内容については第2章で解説しますが、済陽式を実践したガン患者さん420人中65%が改善し、その中の約半数までのガンが完全に消滅しています。なかには抗ガン剤が副作用などで継続投与できなかったり、高齢や体力的に化学療法が困難で、食事療法を中心に実施した方もいらっしゃいますが、そのような場合でも10%の方のガンが消えています。

いまは時代が進んだので、手術での5年生存率は60%といっていいでしょう。つまりガン患者さんの60%は手術で治せるのです。そして残りの40%は残念ながら術後再発するということになります。

しかし再発40%のうち6～7割、つまり40%×0・6＝24%の患者さんを食事療法で改善できるので、ガン患者さん全体の84～85%に助かる見込みが出てきたのです。手術をした患者さんも、手術直後から食事療法を始めて半年間継続すれば、再発率が12%に抑えられるという調査結果も出ています。

このように食事療法をきちんと行なうことは、ガンを克服するうえで、非常に大事なことだといえるのです。

末期のガンや複数（多重）のガンを済陽式・食事療法で克服した人たち

ここで、済陽式・食事療法を実践し、ガンを克服した方々の例をいくつかご紹介しましょう。

◎血管まで浸潤して手術不可能なすい臓ガンが１年３カ月で半分に縮小

Ｅさんはガン専門病院で５㎝のすい臓ガンがあると告げられました。

しかもそのガンは、血管まで浸潤して切除は困難といわれたそうです。すい臓ガンで手術ができないとなると、そのままでは余命半年、抗ガン剤が効いたとしても１年ということになります。

ガン専門病院で「余命１年」を宣告されたＥさんでしたが、主治医による抗ガン剤治療と併せて、済陽式・食事療法も徹底して実行しました。

それから１年３カ月経過したあともＥさんは元気に暮らしています。

そして、５㎝あったガンも半分の２・５㎝にまで小さくなっています。

◎複数のガンが食事療法だけで完全に消滅

Tさんは体の4カ所にガンが見つかりました。

最初は前立腺ガンで、次に胃ガン、直腸ガンが見つかり、手術をすることになりました。ところが、手術するにあたって内視鏡で見ると、食道にもガンが見つかったのです。

そのときTさんは75歳と高齢だったので前立腺ガンは薬で治療することになりましたが、高齢がゆえに一度の手術で残りの3カ所のガンを取り除くことは無理だと判断されました。そこで、まず胃ガンと直腸ガンを手術で取り除き、そのあとに内視鏡で食道ガンを削り、放射線で治療することになりました。

胃ガンと直腸ガンの摘出手術は無事に終わったのですが、Tさんは地方にお住まいの方で、術後も関東の病院で前立腺ガンと食道ガンの治療を受けるのは難しかったのです。そこで術後は自宅でもできる済陽式・食事療法を試したいとおっしゃいました。

私はTさんの食事の世話をする方に食事療法の方法を直接指導しました。野菜や魚介類の食べかたやジュースの作りかたなど、事細かに。そして、徹底的に実践していただいたのです。

すると半年で、前立腺と食道にあったガンはすべて消えてしまいました。

結局、抗ガン剤も放射線治療も、そのほかのさまざまな治療も受けることなく、済陽式・食事療法だけでTさんのガンは治ったのです。

◎20個もあった肝臓への転移ガンがわずか3カ月足らずで消えた

Sさんは直腸ガンを切除しましたが、術後の検査ですでに肝臓に転移していたことがわかりました。それも、肝臓内の転移ガンは大小合わせて20にも及びました。

このように数多くのガンが点在していると、根治手術は行なえません。そこで抗ガン剤による治療とあわせて済陽式・食事療法も行なってもらいました。

するとこの治療を始めて10週間後、CT検査を行なったところ、肝臓にあった大小20個もの転移ガンがすべて消えていたのです。

抗ガン剤だけの治療で肝臓ガンが改善する例は約30％程度です。多くの場合、一時的によくなっても、ガンの勢いに勝てずに肝不全などを起こして亡くなってしまいます。

しかしSさんの場合は、抗ガン剤の効果に加え、食事療法によって代謝が正常になり、免疫力が高まった結果、わずか3カ月足らずでこのような素晴らしい結果を出すことができたのだと考えられます。

◎ガン転移でつぶれかけた脊椎が回復しマヒした足が全快

Yさんは胃ガン切除後、10年目にガンが脊椎に転移しました。

胃ガン切除後、何事もなく10年目を迎えられるかと思われましたが、足がマヒして歩行困難を来たし、緊急入院することになりました。

MRI検査を行なったところ、胸椎にガンが転移し、脊髄が圧迫されていることがわかりました。胸椎へのガン移転により、脊椎（背骨）が後方に押し出され、脊椎の後ろを通っている脊髄を圧迫してマヒが起こったのです。画像ではガンの転移巣がつぶれかけていることもわかりました。

しかしほかの臓器にできたガンのように、脊椎のガンは手術で取ることはできません。そこで放射線治療と脊椎周辺のむくみを取るステロイド薬の注射をしたのちに、済陽式・食事療法を行なっていただくよう指導しました。

食事療法は入院中から始め、徐々に体力が戻ったところで歩行のためのリハビリテーションを行ないました。3カ月後、なんとか自力で歩くことができるようになったので退院し、自宅療養へと移っていただきました。もちろんご自宅でも済陽式・食事療法は続けていただきました。

しかし転移した脊椎のガンはまだ残っています。正直いって、このままま歩けなくなるのは時間の問題だろうと思っていました。

ところが、退院後２カ月ごとの検査のたびに通院してくるＹさんは、歩行がしっかりしてきて、検査結果も次第によくなっていったのです。

そして、食事療法を始めて１年半後のＭＲＩ検査では、つぶれかけていた脊椎がほぼ元通りに再生していることがわかったのです。そのころには、足のマヒも全快し、背すじを伸ばしてはつらつと歩けるようになっていました。

Ｙさんのようにガンの転移巣が回復することは、これまでの医学の常識では考えられないことでした。しかし、そのような奇跡を起こす力が食事にはあるのです。

◎肝臓ガンとともに肝硬変も全快

Ｇさんは肝臓ガンが改善するとともに肝硬変も治癒した例です。最近ではこのような例も増えています。

Gさんはカ型肝炎が肝硬変へ移行し、肝臓の2カ所にガンができていました。そこで、ガンに酸素を供給している血管をふさいでガンを窒息死させる肝動脈塞栓術を行なうとともに、済陽式・食事療法を実践していただきました。

するとガンは次第に縮小し、約2カ月後にはガンの腫瘍マーカーが基準値内におさまり、さらに肝硬変までもが治癒したのです。

これらの方々は三大療法などと並行して済陽式・食事療法を実践、または済陽式・食事療法だけでガンを克服したのです。

ガン治療において、いかに食事が大事であるか、おわかりいただけるのではないでしょうか。

ガンが欧米化し、患者数が増え続けている日本

栄養学を学ぶことで生活習慣病やガンの増加を食い止めた欧米

そもそも、日本の医療現場では栄養と代謝の概念が希薄であるといわざるを得ません。病気の診療には「診断」と「治療」があります。医師はまず、基礎的な医学の知識を得て、次に臨床的な修練を積み、この病気の診断はこうで、治療はこういうふうにする、といったことを一生懸命に学びます。

しかし我が国の医療の現場では、そのような医療技術のみに力を注ぎ、基礎的な栄養学の知識や代謝の概念が抜けているのが実情です。

アメリカでは、「栄養学学術賞」（ＮＡＡ）という、すぐれた栄養学の教育に取り組んだ医学部に与える賞のための国家予算が組まれています。１つの医学部につき4億円ほどの予算を組み、医科栄養学の講座を設け、医学生に栄養学を学ばせているのです。そのような運動を１９９８年ごろから行なっています。

このような動きが起こるきっかけになったのが、『マクガバン・レポート』（アメリカの医療費増大による財政的危機を脱するため、「食事（栄養）と健康・慢性疾患の関係」について調査された報告書）です。

アメリカでは国民の健康維持のために国家的な取り組みをしていて、１９７5年に当時のフォード大統領の指示で、生活習慣病の原因についての調査が始まりました。その2年後、調査報告を元にした食事療法の基礎となる『マクガバン・レポート』がまとめられたのです。

この報告書のなかには、今のような高カロリーで高たんぱく、高脂肪の食事を続けていたらアメリカ人はみな生活習慣病で死んでしまう、というショッキングな現実が記されていました。そして「ガンや心臓病などの慢性病は、肉食中心の食生活が原因の〈食原病〉であり、薬では治らない」との一文までもがありました。

これを読んだ多くの国民は自分たちの危機的な状況を知り、知識人や医学生たちは栄養学を学ばなければならないことに気づき、勉強を始めたのです。

その結果、アメリカでは、メタボリックシンドロームやガンによる死亡率が下がり始めたのです。ガンの死亡率は、１９９２年から1年間で１・１％ずつ下がり、20年間で約20％も下がっています。

アメリカで始まったこの流れは同時期にヨーロッパに及び、ヨーロッパでも医学部での栄養学の勉強が広がりました。そしてヨーロッパにおいても、ガンによる死亡率の低下が見られるようになったのです。

食生活の欧米化でガン患者が増え続けている日本

ところが日本では、１９８０年からずっと死因のトップはガンです。そして現在も右肩上がりに増え続けているのが実情です。

ガンの種類にも変化が見られます。

かつて日本でもっとも多いガンは胃ガンでしたが、現在では肺ガン、乳ガン、大腸ガン、前立腺ガンなど、いわゆる欧米型と呼ばれるガンが増えています。

それだけではありません。最近では若い人たちのガンも増えているのです。

特に30代女性の乳ガンや大腸ガンなどの増加が気になります。私の感覚では昔の10倍ぐらいは増えていると思っています。

これに大きく関係しているのが食生活の変化です。

かつての日本人は、動物性たんぱく質や動物性脂肪の摂取が少なく、魚を少量食べる程度で、あとは穀類と野菜を中心に食べていました。

日本が高度経済成長を遂げ、先進国の仲間入りをしたころでも、以前のような食生活を続けていたときには、ガンにかかる人が非常に少なかったのです。私も学会で「なぜ日本人にはガンが少ないのか？」と海外の医師から質問を受けるほどでした。

ところが、その後、食生活に変化が生じます。いわゆる「食の欧米化」と呼ばれる現象です。

動物性たんぱく質や動物性脂肪に過剰なカロリー摂取、穀類や野菜の摂取の減少などが日常化し、ガンまでもが欧米化してしまいました。

そして経済が発達するほど、日本におけるガン患者数も増え続けることになったのです。

そんな最中の２００１年に「アメリカでガンが減少」というリポートが報告されたのです。これには非常にショックを受けました。

当時の日本では、消化器ガンと向き合っている臨床医ですら、「ガンが減る」ということは考えられなかったのです。

そんな日本でも２００６年にようやく「ガン対策基本法」が成立しました。アメリカのフォード大統領による生活習慣病の原因の調査開始から30年も遅れていることになります。

しかし、それでもまだ十分な対策が打ち出されているとはいい難い状況です。

アメリカの医学部のカリキュラムは4年間です。その間、30時間の栄養学の講座を設けています。一方日本においては、医学部のカリキュラムは6年間ですが、その間の栄養学の授業は全医学部平均で４〜６時間しかありません。これはほぼないに等しいといっていいでしょう。

今後日本において、ガンが減るといった現象を起こすためには、アメリカで行なわれたように医科栄養学を充実させ、臨床的に栄養の指導をしていくことが大事であると思っています。

「ガンにかかりやすい食事」の５つの理由

栄養を考えることで見えてきたガンや生活習慣病になる食事

このようにして私は、医者でありながら、栄養や代謝の概念を基盤にガン治療に関わることができるようになりました。そして、これまでのさまざまな研究を通じて、私なりにガンやそのほかの生活習慣病の原因になりうる食事もわかってきたのです。

ガンや生活習慣病を引き起こす可能性がある食事には５つの理由があります。これからそれを解説したいと思います。

①過剰な塩分

かつて大戦後の秋田県では脳卒中など脳血管疾患による死亡が多く、これらの病気は「県民病」と呼ばれていました。また、秋田県は、ほかの県にくらべて塩分の摂取量が多いことも知られていました。

1952年では、1日の食塩の摂取量全国平均が16gなのに対し、秋田県では22gもありました。ちなみに現在の1日の食塩の摂取量は全国平均で約10gですから、当時は全国的に摂取量が多かったのがわかります。とはいえ、そのなかでも秋田県が群を抜いていることに違いはありません。

このような状況を受け、1968年ついに脳・循環器疾患の治療と研究を行なう「秋田県立脳血管研究センター」がつくられ、同時に県民への減塩指導が始まったのです。

その結果、2006年には1日の塩分摂取量が11gにまで減少し、脳卒中の発症も半分になったのです。まさに官民一体となった努力のたまものといえるでしょう。

しかし成果はそれだけではなかったのです。

なんと減塩を実践したことで、胃ガンの発症も3分の1に減少したのです。

実はこのような塩分量とガンとの関係を示す報告は秋田県だけにとどまりません。韓国の金仁福ソウル大学教授によると、十数年前、冷蔵庫の普及により年間の胃ガンの手術件数が６００例から３００例に減少したそうです。冷蔵庫の普及により、保存のための塩分使用量が減ったことで胃ガンも減少したのです。

ほかにも、塩分とガンの関係がわかる調査があります。

静岡県の榛原郡川根本町と沼津市戸田では、同じ県内でありながら胃ガンの発生率は約3倍も開きがあったのです。川根本町は緑茶の名産地で、町民は1日に平均10杯ほどお茶を飲みます。一方、戸田は漁村で、塩蔵品をよく食べています。これがガン発症率に大きく影響していると考えられます。

では、なぜ塩分の摂取量が多いと、ガンになりやすいのでしょうか。

以前は、高濃度の塩が胃の粘膜を傷つけ、発ガン物質が胃壁に作用しやすくなるからだと考えられていましたが、近年注目されているのが塩分と「ピロリ菌」との関係です。

ピロリ菌は胃に慢性の炎症を起こし、胃潰瘍や十二指腸潰瘍の原因になることがわかっています。またピロリ菌の感染者は胃ガンになるリスクも高いことがわかりました。

しかしガンを引き起こすのはピロリ菌だけの力ではありません。引き金になっているのは塩の関与なのです。

胃液は強酸性なので、胃の粘膜は粘液によって保護されていますが、強い塩分は胃の粘膜を荒らしてしまいます。荒れた胃粘膜ではピロリ菌が増殖しやすく、増えたピロリ菌はいろいろな毒性を出してさらに胃壁を荒らします。

その結果、ピロリ菌が持つ被発ガン遺伝子が粘膜細胞に組み込まれ、ガン発症のリスクが高まるのです。こうして遺伝子の変異が起こりやすくなり、ガンの発生リスクが上がるという悪循環が生まれるのです。

②クエン酸回路（糖代謝）の障害

私たちの体のミネラルバランスは、神経の情報伝達や筋肉運動などを行なうため、非常に重要な役割を担っています。

いくつかのミネラルのなかでも特に重要なのが、ナトリウムとカリウムのバランスです。

細胞のナトリウムとカリウムの濃度は、細胞の内側と外側とでは大きく異なっていて、細胞の内側（細胞内液）にはカリウムが多く、細胞の外側（細胞外液）である血液やリンパ液などにはナトリウムが多く含まれています。そしてそのバランスは一定に保たれています。ひとたびこのバランスが崩れると、命に関わる事態を引き起こしてしまうのです。

とはいえ、自然の摂理で考えると、塩漬けにした食品を水に漬けたままにしておけば、塩分は水に流れ出し、食品も水も同じ塩分濃度になるように、細胞内外でナトリウムとカリウムの量は均一になるはずです。


しかし、実際はそうではありません。

なんと、細胞膜を通して、細胞のなかに入ってきた余分なナトリウムを外に排出し、細胞の外に出たカリウムを細胞のなかに戻す、という物質輸送のシステム（ミネラルの濃度輸送）によって一定のミネラルバランスが保たれているのです。この自然の摂理に反したともいえるシステムが「ナトリウム・カリウムポンプ」です。

ナトリウムとカリウムのバランスを一定に保つには、常にこのポンプを動かさなければならず、そのためにポンプにエネルギーを送り込む必要があります。

そこで使われるのが「クエン酸回路（糖代謝）」によって産生される「ＡＴＰ（アデノシン三リン酸）」というエネルギーです。

クエン酸回路とは、糖質などを材料にして、連続的な代謝によってエネルギーを生成する、大変重要な反応系のことです。

この反応系はクエン酸から始まり、次々に物質が代謝されて再びクエン酸に戻るサイクルをくり返します。そしてクエン酸回路が円滑に回ることでＡＴＰは産生されます。

ＡＴＰは細胞内のミトコンドリアや解糖系によって作られていますが、近年の学説によると、ＡＴＰが十分に作られないと、細胞内外のミネラルバランスが崩れ、細胞がガン化する可能性があることがわかってきました。

このようなクエン酸回路（糖代謝）の障害は、レモンなどクエン酸を豊富に含む食品の欠落やクエン酸回路に必要なビタミンＢ群の不足などによって引き起こされます。

③過剰な活性酸素

近年、生活習慣病や老化の原因になるとして注目を集めているのが活性酸素です。

活性酸素とは、私たちが摂った食事をエネルギー源にするために体内で燃焼させたあとにできる「燃えかす」のようなものです。

性質は非常に不安定で、つねに他の分子と結合し、酸化しようと働きかけます。そして、過剰に増えすぎると自分の体であっても次々に攻撃し、皮膚をはじめ内臓や骨など、あらゆる細胞にダメージを与えます。

活性酸素のこの性質はよい方向にも作用しています。マクロファージなどの免疫系の細胞は、ガン細胞や体内の不要な細菌を活性酸素の性質を利用して殺傷します。つまり活性酸素は体を守る役割も担っているのです。

しかし、増えすぎるとガンをはじめとする生活習慣病のリスクが増したり、老化が早まったりするのです。特に、活性酸素によって遺伝子が傷つくと、発ガンの大きな要因になります。

もともと人体には、活性酸素の毒性を消す酵素もありますが、この酵素の働きも年齢を重ねるうちにだんだん低下してしまうのです。そのため、年齢を重ねるほど、活性酸素の悪影響を受けやすくなるのです。

そんな活性酸素に対抗できるのが「抗酸化物質」です。抗酸化物質は活性酸素を消去して体内の酸化を抑える働きを持っています。抗酸化物質の代表的なものであるポリフェノールを積極的に摂り、不要な活性酸素を消すことが必要となるのです。

④ 動物性たんぱく質の大量摂取

前にもお話ししましたが、日本では食の欧米化によってガンの欧米化が進んでいます。

大腸ガンや乳ガンなどが欧米型のガンと呼ばれるもので、動物性たんぱく質や動物性脂肪の摂取量が増加したことによって増えたと考えられます。

ここでいうところの動物性たんぱく質とは、「アニマルプロテイン」とされる牛、豚、羊など四足歩行の動物の肉のことを指します。

これは20数年前のハーバード大学のウォルター・ウィレット教授の研究ですが、毎日赤身牛肉を食べる人に大腸ガンが発症する率は、月に1回以下しか摂らない人に比べ、約2・5倍であるという調査結果が出ています。

本来人間にとって動物性たんぱく質は分解しにくい栄養素です。たんぱく質が体内に入ると、肝臓はその処理に追われて酵素活性が高まります。酵素活性が高まるということは、たんぱく質が分解されてアミノ酸になり、それが再びたんぱく質に再合成されるという作業（遺伝子の分裂複成）が頻繁に行なわれていることを意味します。

これらの作業が多くなるほど、アミノ酸の組み替えにミスマッチが起こりやすくなります。つないではいけないところをつないでしまったり、配列の一部が入れ替わるなどの、作業上の間違いが起こってしまうのです。これだけでも発ガンのリスクになります。

またB型、C型肝炎にかかっている場合には、動物性たんぱく質を摂っていると、たんぱく質の分解と再合成の際にウイルスが取り込まれ、発ガンのリスクが高まることがわかってきています。

⑤過剰な動物性脂肪

牛や豚、羊などの脂肪を動物性脂肪と呼びますが、もちろん肉にも含まれます。

動物性脂肪は「飽和脂肪酸」を多く含みますが、飽和脂肪酸を摂りすぎると、体内にＬＤＬコレステロールが増加します。

血液中のコレステロールは「リポたんぱく」によって移動します。リポたんぱくには「ＬＤＬ（低比重リポたんぱく）」と「ＨＤＬ（高比重リポたんぱく）」の２種類があります。この２種類のリポたんぱくは役割分担ができていて、肝臓から細胞にコレステロールを運ぶのがＬＤＬ、動脈壁に蓄積したコレステロールを回収して肝臓へ届けるのがＨＤＬです。

ＬＤＬコレステロールは、動脈硬化の要因などといわれ、悪玉コレステロールとも呼ばれますが、本来コレステロールは細胞膜やホルモンを作る材料であり、それ自体が悪さをすることはありません。

しかし、血管内に活性酸素があると、ＬＤＬコレステロールが酸化され、強い毒性を持つ「酸化ＬＤＬ」となります。これが動脈硬化の引き金となるのです。

体は酸化ＬＤＬを有害な物質とみなし、免疫細胞が処理にあたります。これ自体はありがたいことですが、問題はそのあとです。

免疫細胞はコレステロールなどの脂肪を酸化ＬＤＬごと飲み込むと、細胞壁で力尽きて死んでしまいます。その残骸が血管壁に沈着して血管のつまりの原因となってしまうのです。その結果、心筋梗塞や脳梗塞を招くタイプの動脈硬化が進行してしまいます。

もう1つ、別の問題も進行しています。免疫細胞は体中を回って異物や病原体を除去する役目があります。そのなかには発症前のガン細胞の処理もあります。しかし、動物性脂肪の過剰摂取によって酸化ＬＤＬが増えると、その処理に追われてしまい、本来の役目が果たせなくなってしまうのです。結果として発ガンしやすくなったり、ガンの転移や再発の危険性が高まることになってしまいます。

なかでも、統計上、乳ガンや前立腺ガンは脂肪を多く摂る人ほど発症しやすいことがわかっています。そして脂肪の摂取量が増えた日本でもこれらのガンが増えているのです。

第2章

実践！
病気にならない
食生活の基本

病気にならない食事の8原則

半年から1年間の徹底した食事制限で体質を変える

それでは「済陽式・食事療法」の基本について解説していきたいと思います。

一般的に食事療法というと、摂取カロリーはいくら、脂肪は何g以下、たんぱく質は何g必要などと、数字できめ細かく指示される場合が多いのですが、私が指導している食事療法はそれとは異なります。栄養素別に細かな数字を示すのではなく、食生活の基本方針をお伝えして、その範囲内で食事を摂っていただきます。ですから、カロリーを計算したり、食材の量を計るといった面倒な手間は一切ありません。

ただし、塩や動物性脂肪や動物性たんぱく質などは、思い切って制限します。そして野菜や果物を大量に摂っていただきます。

結果的に、それまで野菜不足で肉食中心だった人にとっては大きく食生活を変えていただくことになります。

ところが、ガンになる人ほど野菜不足で肉中心の食事を続けてきた場合が多く、「好きなものが食べられないなんて生きているかいがない」と、ますます元気をなくしてしまう人も少なくありません。

そのような人にとって救いといえるのは、この食事制限は一生続けなければならないわけではない、ということです。私は患者さんたちに「半年か1年、最低で100日間でよいので続けましょう」とお話ししています。つまり期間限定なのです。

ガンの食事療法は最初の半年、1年が勝負です。この期間にきちんと行なえば、かなり体質を改善することができます。体質の改善が見られたら徐々にゆるめていき、時にはお肉も食べられるようになります。完全に元の食生活に戻ることはよくありませんが、食べる楽しみを取り戻すことはできるのです。

ただ、体質改善が進むと、前は好きだった脂っこいものが欲しくなくなったり、苦手だった野菜をおいしいと感じるようになったりといった嗜好の変化も起こります。私はその変化を、さまざまな素材の持ち味を本当の意味で楽しめるようになった、前向きな変化だと思っています。

そもそもガンをはじめとする病気を治す食事は、決してなじみのない食事ではありません。日本人が古来より続けてきた食習慣なのです。野菜中心で素材の味を大切にした味つけ。長い長い歴史のなかで獲得してきた、まさに古き良き日本の食事なのです。

それでは、済陽式・食事療法の基本方針8原則についてご説明しましょう。

原則① 塩分の制限

低塩で体内のミネラルバランスを正常化する

塩化ナトリウムは胃壁を荒らすことがわかっています。そのうえ、もしピロリ菌に感染している場合は、胃ガンを発症する危険性があります。

また過剰な塩分は体内のミネラルバランスを崩すことにつながり、あらゆるガンの原因になるので、特にガンを経験した人、ガンの診断を受けている人は、食事を限りなく無塩に近づけることが重要です。

もちろん、塩は体に必要なミネラル分です。しかし、魚介類、海藻類などにはもともとゼロコンマ数%の塩分が含まれていますし、100gのパンには約1gの食塩が含まれています。1日に必要な塩分は2~3gとされていますが、この分量であれば最初から食材に含まれているのです。

特別に汗をかいたときは別ですが、普段の生活なら、塩分を使わない調理を心がけましょう。麺類のスープを飲み干すなど、もってのほかです。

どうしても塩分がほしいときは、減塩醤油を酢と1対1で割って使うといいでしょう。

またカマボコやさつま揚げなどの練り製品、ウィンナーやハムなどの加工肉には、塩分が多く含まれていることをお忘れなく。カマボコ1切れには約1gの塩分が含まれています。こうした加工食品を控えることも減塩には有効です。

原則② 動物性たんぱく質、動物性脂肪の制限

魚介類や鶏肉の摂取はローテーションで1日1回

前章でもお話ししましたが、本来動物性たんぱく質（牛肉、豚肉、羊肉など4本足の獣肉）は、人間にとって分解しにくい栄養素です。肝臓がその処理に追われると、作業ミスを起こすことがあり、それがガンの原因になります。動物性脂肪の場合は、ＬＤＬコレステロールの問題だけでなく、消化のために分泌される胆汁が増え、二次胆汁酸に変わるこ

とで、大腸の壁が刺激されて発ガンのリスクを増やすメカニズムがわかってきています。

一方、サバ、イワシ、サンマなどの青魚、貝類、鶏肉のササミなどは、週2〜3回程度なら食べてもかまいません。青魚の脂肪にはＥＰＡやＤＨＡが含まれ、これらは血流改善の因子です。鶏肉は、ブロイラーではなく平飼いの鶏のものを選び、脂肪と一緒に皮も取り除きます。卵は、1日1個ぐらいを目安にし、平飼いの鶏の卵を選ぶようにしましょう。シジミ、アサリ、ハマグリ、カキなどの貝類も、少しならば食べてもかまいません。

マグロ、カツオなどの赤身魚の場合は鮮度に注意が必要です。赤み成分である「ミオグロビン」が酸化すると害になるからです。ミオグロビンは青魚の血合いにも含まれます。

白身魚はぜひ積極的に摂っていただきたい食材で、なかでもサケは優秀な白身魚の代表格です。あの赤みは「アスタキサンチン」というカロテン系の天然色素で、非常に高い抗酸化活性を持っています。最近の研究では、認知症の予防効果もあるとされています。

白身魚の場合は、ぜひともまるごと食べてください。なぜなら内臓にはミネラル、酵素、代謝物質などが含まれているからです。とはいえ、ウルメイワシやシラス干しなどは、塩分が多いので、湯通しして塩を抜いたり、量を控えめにすることが大事です。

原則③　野菜と果物の大量摂取

生のままの野菜や果物を摂ることで免疫力が高まる

済陽式・食事療法では、毎日最低１・５ℓの生ジュースを飲むよう定めています。

野菜や果物には、各種ミネラル・ビタミン・酵素だけでなく、滋養補給、活性酸素を減らす抗酸化作用、殺菌作用、便通や胃腸の働きを整える作用、免疫増強作用など、ガンをはじめとする病気の発生を防ぐ作用が満載です。ただし、無農薬、低農薬のものを「生のまま」食べることが大事です。加熱をすると、ビタミンや活性が失われてしまうのです。

前章でもお話ししましたが、現代人の食生活は、どうしてもナトリウム過多になりやすいので、塩分制限とともに生ジュースをたくさん摂ってカリウムを積極的に補い、ナトリウムとカリウムのバランスをとることが重要です。

世界的な免疫学者である国立がん研究センターの平田雄先生が、「野菜をよく食べる人は食べない人に比べてガンの発生が少ない」と報告なさっています。またアメリカの「ガン予防15カ条」では、１日に４００～８００ｇの野菜を摂ることを推奨しています。

たとえばダイコンには、デンプンを消化する「ジアスターゼ」という酵素が含まれていますが、最近の研究では、たんぱく質や脂質を分解する酵素も含まれていることがわかりました。また、辛味成分である「イソチオシアネート（イオウ化合物）」には、強力な抗酸化作用や殺菌作用があります。

野菜や果物には、ビタミンCや、ファイトケミカルといって、ポリフェノールやその一種であるフラボノイド、カロテノイド、テルペン類、クロロフィル、葉酸、アリシンなど、数多くの抗酸化物質が存在します。活性酸素を消す抗酸化物質は、あらゆる植物に含まれており、ポリフェノールだけでも５０００種類以上あるといわれています。

ポリフェノールには、ブルーベリー、ブドウ、黒豆などに多く含まれる「アントシアニン」や、リンゴやお茶に含まれる「カテキン」、大豆の「イソフラボン」、ソバに含まれる「ルチン」などがあり、いずれも強力な抗酸化作用があります。

またトマトには、橙色の色素である「カロテン」と赤い色素である「リコペン」という2種類の「カロテノイド」が含まれています。最近の研究では「β‐カロテン」よりリコペンのほうが強い抗酸化作用を持っていることがわかっています。さらにリコペンは熱に強いので、加熱調理しても効果が変わらないものうれしいところです。

野菜や果物を大量に摂るにはジュースやサラダにするのが手っ取り早いでしょう。

野菜ジュースは、旬の野菜や果物を中心に、いろいろな種類を組み合わせることが基本です。そして必ず次の３つのポイントを押さえてください。

①無農薬、低農薬のものを選ぶ
②１日に５００㎖〜１・５ℓのジュースを飲む
③つくり置きせずに、搾りたてを飲む

ジュースにする野菜・果物は、ミキサーよりジューサーで搾るほうが栄養が破壊されないため、おすすめです。

原則④　玄米、胚芽米、イモ類、豆類の摂取

ビタミン・ミネラルは主食から摂取する

玄米は昔から食事療法の重要なカギになっています。

普段私たちが食べている白米は、おいしくて消化吸収がよい食品ですが、ぬかと胚芽がついている玄米のほうが、栄養的には大きくまさっています。

胚芽とは、穀類の「芽」にあたる部分で、成長に必要な酵素やビタミン、ミネラルが豊富です。米、麦、アワ、ヒエなどの、胚芽を含む未精製の穀物には、現代人に不足しがちな食物繊維をはじめ、リグナン、フィチン、植物性エストロゲン、ビタミンE、ビタミンB群など、抗酸化活性の強い成分が豊富に含まれています。そして、玄米のぬかには胚芽を守るため高い抗酸化性があり、これがガンをはじめとするさまざまな疾病に効果があると考えられています。

また、玄米や胚芽米は血糖値の上昇がゆるやかなので、糖尿病の予防や治療にも効果的ですし、胚芽部分にはクエン酸回路を回すビタミンB_1が含まれています。

玄米は白米に比べれば消化しにくいので、苦手な人は発芽玄米や胚芽米がおすすめです。玄米に比べると多少栄養価は下がりますが、それでも豊富な有効成分を含んでいます。

また、赤米、黒米、押し麦などの雑穀をブレンドした五穀米や、全粒粉で作られたパンやシリアルも手軽で便利です。

ただし、胚芽部分には農薬が蓄積されやすいので、無農薬のものを選ぶことが大切です。

主食に準じるものとして、食物繊維やビタミン、ミネラルを多く含むジャガイモ、サツマイモ、サトイモ、ナガイモなどのイモ類もおすすめです。これらも無農薬のものを、皮つきのまま食べることがポイントになります。

大豆の持つ強い抗ガンパワーに期待

大豆は、1990年にアメリカで開始された植物性食品によるガン予防をすすめる「デザイナーフーズ計画」のなかで、ガン抑制効果の高い食材のトップにあげられています。

京都大学の名誉教授で、武庫川女子大学・国際健康開発研究所所長の家森幸男氏によると、大豆のポリフェノールの1つ、イソフラボンは女性ホルモンのエストロゲンと構造が非常に似ているため、前立腺ガンや乳ガンを抑える働きがあるそうです。これらのガンは「ホルモン依存性のガン」といって、ホルモンが細胞にある受容体にピタリとはまり込むことで作用を起こすのですが、イソフラボンがエストロゲンになり代わって細胞の受容体に収まることで、その発動を抑えます。これがガンの抑制効果につながるのです。

家森氏は、「1日に2丁の豆腐で8割の乳ガンや前立腺ガンを防げる」という研究データを発表しています。

また、大豆にはイソフラボンだけでなく、「サポニン」という機能成分も含まれています。これはガン治療の漢方薬にも含まれ、抗酸化作用や免疫を賦活する働きがあります。

納豆になると、さらにその機能は向上します。発酵の過程で、たんぱく質分解酵素のプロテアーゼ、脂肪を分解するリパーゼ、デンプンを分解するアミラーゼなど、複数の酵素が生み出されるだけでなく、納豆菌は活性酸素を除去する酵素もつくり出します。

特に食事療法の効果が高いことがわかっている前立腺ガンや乳ガンの人は、大豆を積極的に食べるように心がけてください。

原則⑤　乳酸菌、海藻、キノコの摂取

腸内細菌のバランスを整え、免疫力を高めるヨーグルト

人間の腸内に生息する細菌は、ビフィズス菌やブルガリア菌など健康に役立つ「善玉菌」と、大腸菌やウェルシュ菌のように体に害をおよぼす毒素が生じる「悪玉菌」とに大別されます。これらの腸内細菌の数は１００兆個ともいわれ、腸内で協力し合ったり、覇権争いをくり返したりして、微妙なバランスをつくり上げています。このバランスは、免疫力の増強や健康維持に重要な意味を持っているのですが、一方で、食生活や加齢、ストレスなどの影響を受けやすい微妙なものでもあります。

腸内に悪玉菌が増えると有害物質を産生し、下痢や便秘になるなどさまざまな健康障害を引き起こします。また胃炎や胆石などを起こすと悪玉菌が増え、それらが産生する有害物質に影響され、炎症性腸疾患や大腸ガンが発生する可能性も知られています。

一方で、善玉菌はガンを抑える方向に働きます。その代表が「乳酸菌」です。乳酸菌とは、乳酸を産生する腸内細菌の総称で、「ビフィズス菌」「アシドフィルス菌」「ラクトバチラス菌」「ブルガリア菌」などいくつかの種類があります。腸内はもっとも多くの免疫細胞を生み出すところであり、腸内細菌のバランスがいいと、免疫系の細胞の活性化や免疫力の増強がなされることがわかっています。また、腸や胃の粘膜を保護する作用があり、最近では胃ガンの原因にもなるピロリ菌を殺すことが報告されています。

腸内環境を整えるためには、１日に３００gほどのヨーグルトを摂ることが理想です。豆乳ヨーグルトや放牧酪農でつくられたものがおすすめです。

海藻やキノコに備わっている免疫賦活成分

海藻はカリウム、カルシウム、ヨード、鉄などミネラルが豊富で、食物繊維も多く含んでいます。食物繊維のアルギン酸やフコイダンなどは、ナトリウムやコレステロールを排泄する働きがあるため、高血圧や脂質異常症を予防する食品として注目されています。

昆布などに含まれるヨードは、甲状腺ホルモンの材料で、甲状腺に集まる性質があります。放射線を浴びても、ヨードで甲状腺を満たしておけば甲状腺ガンのリスクを下げることができます。またフコイダンは血液中で免疫を活性化するインターフェロンを増やし、ガン予防に効果があるとされています。これらの栄養素を手軽に摂れるのが根昆布です。

キノコ類の免疫賦活成分として有名なのが、シイタケの「β-グルカン」で、最近ではβ-グルカンの飲み薬の臨床試験が行なわれ、進行・再発胃ガンを中心に効果が認められています。シイタケ以外にも、カワラタケの「クレスチン」、スエヒロタケの「シゾフィラン」など、複数の免疫賦活作用の成分が見つかっています。

原則⑥　ハチミツ、レモン、ビール酵母の摂取

ハチミツの強力な殺菌作用が胃腸を守る

ハチミツを皮膚につけると果糖による保湿効果を得られますし、強い殺菌作用もあります。甘みはブドウ糖と果糖によるもので、砂糖よりも代謝スピードが早く、また低カロリ

ーで、ビタミンやミネラルも豊富で、皮膚の代謝を活発にする成分もあります。

さらに、ハチミツに含まれる花粉や有機酸には抗ガン作用があり、グルコン酸や乳酸、クエン酸、リンゴ酸、コハク酸などがクエン酸回路を賦活したり、細胞の代謝を活発にします。

前出の家森幸男氏の調査によると、１００歳を超える長寿が多い中央アジアのコーカサス地方のグルジアやアゼルバイジャン共和国では、甘味料はすべてハチミツだそうです。腸内の悪玉菌を抑えるハチミツと、郷土食でもある果物がふんだんに入ったカスピ海フルーツヨーグルトで善玉菌を増やす食習慣が、腸内環境を整え、免疫力を高めていると考えられます。この調査をもとに、済陽式・食事療法では「1日に大さじ2杯のハチミツを摂る」ことを患者さんにすすめています。

ハチミツにもさまざまな種類があり、なかには特に健康効果の高いものもあります。たとえば、ニュージーランドのマヌカ・ハニーは、無農薬で粘膜の保護成分にすぐれ、胃潰瘍や胃ガンの原因とされる「ヘリコバクター・ピロリ」への抗菌作用がほかのハチミツの7～8倍であることが報告されていて、胃ガンの予防に効果があるといえます。

また、「ビーポーレン（Bee-Pollen）という、ミツバチが運ぶ花粉団子にも、豊富な滋養成分が含まれています。花粉団子にはビタミン、ミネラル、アミノ酸が豊富に含まれ、ミツバチの体から分泌される酵素も各種含まれています。進行ガンなどで抵抗力が低下した方には大変利用価値が高いので、飲み物に入れるなどして毎日摂ってほしい食品です。

ただし、農薬や保存料の影響がない純粋なものを選ぶようにしましょう。

活性酸素を除去するレモン、アミノ酸が豊富なビール酵母

レモンに含まれるクエン酸やビタミンCが疲労回復に効果的なのは知られていますが、カルシウムなどのミネラルを吸収されやすい形にするキレート作用もあります。

また、「エリオシトリン」というポリフェノールが活性酸素を除去したり、過酸化脂質の生成を強力に抑制し、ＬＤＬコレステロールの酸化を防ぎ、動脈硬化の予防に働きます。抗酸化作用は抗ガン作用にもつながります。エリオシトリンは、皮に果肉の10倍も多く含まれているので、レモンピールやマーマレードにして皮も食べるといいでしょう。

また、もう1つガン患者さんにおすすめしているのが「ビール酵母（エビオスなど）」です。ビール酵母には、人体に必要な必須アミノ酸がすべて含まれています。酵母というのは、動物性たんぱく質と植物性たんぱく質の中間的な位置にあり、消化がよく、動物性

たんぱく質のように腸内細菌のバランスを損ねたり、発ガンリスクもありません。

食事療法をしている方の場合、動物性たんぱく質は厳しく制限されるので、ビール酵母からアミノ酸を補給するのはよい方法です。食事療法を行なっている方には、１日20錠の服用をおすすめします。

原則⑦　オリーブ油、ゴマ油の摂取とトランス脂肪酸の排除

摂取したいのはｎ－３系、控えたいのはｎ－６系

脂肪は「飽和脂肪酸」と「不飽和脂肪酸」とに分類されます。

飽和脂肪酸はラード（豚脂）やヘット（牛脂）などの動物性脂肪に多く、常温で固まるのが特徴で、体内でＬＤＬコレステロールを増やし、動脈硬化を促進するなど健康に悪影響を及ぼすことが知られています。これらはできるだけ控えるようにしましょう。

不飽和脂肪酸は、魚の脂や植物性脂肪に多く含まれ、常温では液体なのが特徴です。この脂肪は「一価不飽和脂肪酸」「ｎ－３系不飽和脂肪酸」「ｎ－６系不飽和脂肪酸」の３つに分類できます。

一価不飽和脂肪酸が多いのはオリーブ油、ゴマ油、亜麻仁油などです。

ｎ－３系不飽和脂肪酸が多いのは、魚の脂、亜麻仁油、シソ油、エゴマ油などで、最近ではＬＤＬコレステロールを減らし、血液をサラサラにする作用で注目されています。

ｎ－６系不飽和脂肪酸が多いのは、コーン油、綿実油、ヒマワリ油、サフラワー油など。

健康のためにはこの３種類の不飽和脂肪酸をバランスよく摂ることが望ましいのですが、実際は加工食品や外食で多く使われているｎ－６系不飽和脂肪酸に偏りがちです。ｎ－６系不飽和脂肪酸に含まれるリノール酸も必要な栄養素ですが、過剰な摂取は善玉コレステロールを減らしたり、ガンの原因になる場合があります。

この３種類をうまく摂取するには、ｎ－６系不飽和脂肪酸を意識して控え、ほかの２種類の不飽和脂肪酸を摂るように心がける必要があります。ただし量は控えめに。

ガン患者さんには、免疫の調整作用があるｎ－３系の油の使用をおすすめしています。ただし、加熱で酸化しやすいのでドレッシングやマリネに使うといいでしょう。

揚げ物や炒め物には、酸化に強いオリーブ油やゴマ油を使用してください。

注意してほしいのが「トランス脂肪酸」です。マーガリンやショートニング、スナック菓子、クッキー、食パン、プロセスチーズなど数多くの食品に含まれていますが、この脂肪酸は動脈硬化を促進し、心筋梗塞、アレルギー、認知症などのリスクを高めるというデータが発表され、加えてガンとの関係も濃厚に疑われています。

原則⑧　飲み水は自然水に

水道水には老化の促進や免疫力低下を生む危険が

心不全や腎不全による水分制限がない限り、水は1日に1ℓは摂りましょう。

ただし、代謝が鈍っている中高年は水道水はやめましょう。日本の水道水は雑菌は取り除かれていますが、活性酸素が多く、動脈硬化や老化の促進、免疫力の低下などが心配されます。水道水に含まれるフッ素や、殺菌に使用される塩素も毒物ですし、場所によってはまだ鉛の水道管を使っていたりします。

済陽式・食事療法ですすめているのは「自然水」です。自然水にも多少の活性酸素をは含まれますが、水道水よりは少ないのです。水は緑茶として飲むのがいいでしょう。緑茶には、食中毒の予防やインフルエンザの予防効果が報告されていますし、緑茶を1日10杯以上飲む人は、ガンが少ないこともわかっています。

ひと味おいしくするコツと上手な食べかた

済陽式・食事療法の原則をご理解いただいたうえで、食事をおいしく、楽しむヒントや、健康によい食べるタイミングなどを紹介しましょう。ちょっとした工夫で食事療法も楽しめるようになるはずです。

コツ① スパイスやハーブの活用

おいしく塩分を控えるためのアクセント

済陽式・食事療法は、低塩を奨励しています。薄味は、素材の持ち味がわかるよさがある反面、少しもの足りなさを感じるかもしれません。そんなときはスパイスやハーブでアクセントをつけましょう。個性的な香りや色、辛味や苦味などが、低塩のもの足りなさを補い、食欲を増進させます。

ハーブは、草や木などの葉、茎、根、花などを、生あるいは乾燥させたものです。パセリ、バジリコ、セージ、ミント、タイム、ラベンダーなどがおなじみでしょう。ハーブにもそれぞれ効能があり、香りにはリラクゼーションや癒し作用があることが知られています。中国の薬膳では、香りのよいものはストレスを緩和し、体の機能を正常にする働きがあるとされています。

コツ②　おいしい温度で食べる

体温±25～30℃がおいしい温度

食べ物にはそれぞれおいしく感じられる温度があります。

ゼリーやサラダなど冷たい食べ物では5～10℃、汁物や煮物などの温かい食べ物は60～65℃がおいしく感じられる温度だといわれています。つまり、体温との差プラスマイナス25～30℃ほどが、心地よく、おいしく感じられる温度なのです。

料理をつくるときは食べる時間から逆算して、ちょうどいい温度でテーブルに出せるように段取りすることも、おいしく食べるコツです。

果物は、冷たくしたほうがより甘みを感じられます。果物の果糖は低温により甘味度が2〜3倍に増す性質があるのです。

済陽式・食事療法では、野菜と果物のジュース500㎖とプレーンヨーグルト300gをすすめていますが、空腹時に冷たいものを摂ると胃の働きが悪くなってしまいます。ぬるいお茶や白湯を少し飲み、胃をウォーミングアップさせてから食べるようにしてください。

コツ③ 低エネルギーでも満足するコツ

エネルギーの低い野菜、キノコ、海藻、コンニャクを活用する

野菜のなかでも、青菜やレタスなどの葉物類や、モヤシ、カリフラワー、ブロッコリー、パプリカなど低エネルギーなものを中心に組み合わせれば、量的にたくさん食べられます。

シイタケ、シメジ、エノキダケ、エリンギなどのキノコ類、ワカメ、昆布、ヒジキなどの海藻類とならび、コンニャクも低エネルギー食材の代表格。野菜と並び、ビタミン、ミネラル、食物繊維、機能性成分の宝庫でもあります。

これらを、同じく低エネルギーの白身魚や貝類、イカ、タコ、豆腐などと組み合わせても料理の幅が広がりますし、量的にも満足感を覚えるはずです。

調理は油を使わず、おひたしや酢の物、煮物、吸い物、蒸し物がおすすめです。さらに下味をつけず、仕上げに塩やみそ、醤油などを少量使う程度にしましょう。そうすれば少ない塩分でも塩味の印象が強くなり、もの足りなさをカバーできます。

コツ④　カラフル食材で食欲増進

野菜の色には機能性成分が豊富

食材のなかでも特に色彩が豊富な野菜と果物。実はその色には多くの機能性成分が含まれています。

たとえばニンジン、カボチャの橙色は、皮膚や粘膜を守ったり、抗酸化作用を持つβ－カロテンによるものです。ミカン、レモンなどの柑橘類の黄色も、やはり抗酸化作用のあるクリプトキサンチンやβ－カロテンによるもの。そしてトマトや金時ニンジン、スイカの赤は、β－カロテンより抗酸化作用の強いリコペンによります。

ナス、ブルーベリーの青紫、赤カブ、赤ジソの赤紫、黒豆の黒紫はいずれもアントシアニン系色素、青菜、ピーマン、パセリなどの緑は、主にクロロフィルによります。クロロフィルには、貧血改善や抗アレルギー作用、抗酸化作用などがあります。

肉や魚料理のあしらいや副菜に、色の異なる野菜や果物を取り合せると、華やかになって食欲をそそるだけでなく、ビタミン、ミネラル、食物繊維とともに機能性成分も摂取することができます。

コツ⑤ 野菜のおいしさを楽しむには

加熱時間と水にさらす時間を短くして栄養素をキープ

新鮮な野菜は生で食べるのがいちばんですが、種類によっては火を通すことで持ち味を発揮し、消化がよくなるものもあります。ただし扱いによっては、ビタミン、ミネラルなどの栄養素が失われやすくなるので注意が必要です。

野菜の多くには、渋味や苦味として感じられるアク成分が含まれ、野菜の個性にもなっていますが、ゆでて水にさらすと減少し、食べやすくなります。しかし同時に、水に溶けるビタミンB・C、カリウム、カルシウム、鉄なども失われます。ある調理実験によると、ホウレンソウを1分間ゆでたときのビタミンCの損失率は26％、カロテンは10％、ビタミンB_1は30％、B_2は20％、カリウムは50％だったそうです。ゆでる場合は、ゆで時間や水にさらす時間をできるだけ減らし、栄養素の流出を最小限にしましょう。

野菜を蒸すと、加熱による栄養素の損失はありますが、水に溶けやすい栄養素の流出は防げます。野菜自体の水分で調理する無水鍋やタジン鍋などの利用もおすすめです。

生食が基本のキュウリやレタスなどは、洗ったら水気をよく切り、素早く切り分けて早めに食べるのがコツです。レタスはちぎらずに葉をそのまま冷水にさらすと歯ごたえがよくなります。水にさらす時間が5分以内であればビタミンCはほとんど失われません。

イモ類は加熱しておいしさと機能成分を高める

ジャガイモ、サツマイモ、サトイモなどデンプン質の多いイモ類は、加熱することでデンプンが糊化しておいしくなり、消化しやすくなります。加熱してもビタミンCがほとんど失われないのも魅力です。

サトイモにはヌルヌルしたムチンなどの粘質物が含まれ、汁物や煮物の粘度を高めるので調味料が浸透しにくくなります。さっとゆでて粘質物を軽く除いてから料理すると、少量の調味料であっても味がしみ込みやすくなります。

とはいえ、ムチンは食物繊維の一種で、腸内環境を整え、胃の粘膜を保護するので、完全に取り除くのではなく、適度に残すようにしましょう。

ヤマイモも主成分はデンプンですが、生食できます。それは、ほかのイモに比べて細胞壁が薄く、アミラーゼを含むため、デンプンが消化されやすいからです。ヤマイモの粘り気も、サトイモと同様にムチンです。

第3章

摂ってほしい栄養素&食材事典

栄養素とその種類・働きを理解しよう

「五大栄養素＋食物因子」のバランスが健康のカギ

生命維持には栄養素が不可欠です。多くの栄養素をバランスよく摂取することが健康を維持する基本といえます。そこで、栄養素の基礎を覚えておきましょう。

三大栄養素と呼ばれているのが、「糖質」「脂質」「たんぱく質」です。

糖質とたんぱく質はそれぞれ1gあたり4㎉、脂質は9㎉の熱量があります。

糖質と脂質は、運動のときのエネルギー源となって生命活動を維持し、たんぱく質は通常、主に体内の組織をつくっていて、細胞、ホルモン、免疫抗体などの材料として優先的に利用されます。

糖質は、炭素・水素・酸素で構成される有機化合物で、ブドウ糖、ショ糖、オリゴ糖、デンプン、グリコーゲンなどの種類があります。人体に備わっている消化酵素で消化できる糖質と、消化できない食物繊維を合わせて「炭水化物」といいます。

脂質には「単純脂質」（中性脂肪など）、「複合脂質」（リン脂質など）、「誘導脂質」（コレステロールなど）の３種類があります。脂肪は、グリセロールという物質に飽和脂肪酸、不飽和脂肪酸が結合したものです。脂肪酸のうち、体内で合成できないリノール酸、α－リノレン酸、アラキドン酸を「必須脂肪酸」といいます。

たんぱく質は約20種類のアミノ酸からできています。そのうちの８種類は、人体では合成できず、食物から摂取しなければなりません。それらを「必須アミノ酸」といいます。

以上の三大栄養素に、複雑な化学構造を持っているビタミン類、鉄やカルシウムなどのミネラル類を加えたものを「五大栄養素」と定義しています。ビタミン、ミネラルは微量でも人体に大きな影響を与え、代謝、免疫、抗酸化作用の活性化を促進するなど、生体システムを円滑にする働きをしています。さらに近年では、食物繊維やファイトケミカルなど、栄養素と似た働きをする食物因子が注目を集めています。

これらの「五大栄養素＋食物因子」のバランスをとることで、病気を治したり、健康を維持したり、老化を遅らせることが可能であることが、医学の世界でも明らかになっています。

効能と種類を知っておきたいファイトケミカル一覧

ファイトケミカルは、植物が紫外線や昆虫などから身を守るためにつくり出した物質の総称で、高い抗酸化作用を持つ健康成分です。老化や発ガンの原因とされる活性酸素の悪影響を軽減する作用があり、カロテノイド、ポリフェノール、フラボノイドもファイトケミカルの一種です。ファイトケミカルはいろいろな種類を合わせることでより効果が高くなるので、野菜や果物を摂る場合は、なるべく多くの種類を摂るようにしましょう。

アスパラギン酸

アミノ酸の一種。アスパラガスに含まれるほか、肝臓でも合成されます。利尿作用があり、有害な尿を体外に排出させる作用も。神経伝達物質の構成成分となって中枢神経系を保護する働きもあります。また、代謝を高める機能もあります。

アスタキサンチン

サケ、エビ、カニなどに含まれる赤い色素です。ビタミンEの1000倍も抗酸化作用が高く、免疫を向上させたり、ガンを抑制する作用が期待されています。またコレステロールの酸化を防ぎ、動脈硬化を予防する効果もあります。

アリシン

ニンニクなどに含まれるアリインが調理過程で空気に触れてアリシンという抗酸化成分に変化し、ニンニクやネギ類の刺激臭や辛味成分に。糖代謝に欠かせないビタミンB_1と結合して、アリチアミンという持続性の高いビタミンB_1化合物になります。

α－カロテン

カロテノイドの一種。ニンジン、カボチャ、グリーンピースなどに含まれます。必要に応じて体内でビタミンAに変化。動物実験によって、β－カロテンよりも抗酸化作用が高いことが判明していて、ガンや生活習慣病を予防する働きがあります。

アントシアニン

ブドウ、ブルーベリー、プルーンなどに含まれる色素成分。抗酸化作用が高く、ガンや生活習慣病予防に効果があります。目の働きを高める効果や眼精疲労を予防する効果があることで、最近ではサプリメントにも利用されています。

イソチオシアネート

キャベツ、ダイコン、ニンニク、ワサビなどに含まれる辛味成分。発ガン抑制、殺菌、食欲増進などに効果があります。ニンニクのアリシンと同じように、調理によって細胞が傷つけられたときにできる成分で、おろしたときにもっとも多くできます。

エリタデニン

シイタケに含まれる機能成分。食べたコレステロールの分解代謝や排出を促進するのに加え、神経系に働きかけて肝臓でつくられるコレステロールの量を正常にコントロールする働きがあり、動脈硬化や高血圧予防に効果が。また、抗ガン作用もあります。

カテキン

緑茶に含まれる渋味成分。強い殺菌作用があるほか、脂質の酸化を抑制したり、細胞膜の酸化予防効果もあります。抗酸化作用が非常に高く、活性酸素の発生を抑制する効果が期待できます。発ガン抑制作用、血糖値の急激な上昇を抑えるなどの作用もあります。

カプサイシン

トウガラシの辛味成分。抗酸化作用、殺菌作用、食欲増進作用、疲労回復作用など数多くの健康作用があります。脂質の代謝を促し、体温を上昇させ、発汗を促すなどの作用から、ダイエット向きの成分として、女性を中心に注目を集めています。

クエン酸

柑橘類の酸味成分。細胞のエネルギー生産を行なうクエン酸回路の基本物質で、人間の生命活動に欠かせない成分です。そのためクエン酸が不足すると命の危険性も。体内で吸収されにくいミネラルを包みこんで水に溶けやすくするキレート作用もあります。

ククルビタシン

キュウリ、メロン、スイカなどのウリ科の野菜のヘタ付近にある苦味成分。なかでもゴーヤに多く含まれます。ククルビタシンにはAからRまで複数のタイプがありますが、特にCは苦味が強く、抗ガン作用があるとされています。

クマリン

柑橘類の皮に含まれる香り成分。過酸化脂質がつくられるのを抑制し、有害物質の解毒機能を高めます。動物実験では、ガン抑制作用があることが確認されています。抗菌作用、抗血液凝固作用、むくみ防止作用など、さまざまな有効作用があります。

クリプトキサンチン

カロテノイドの一種。ミカン、カキ、オレンジ、モモなどに含まれます。ニンジンに含まれるβ-カロテンと同様に、必要に応じて体内でビタミンAに変換されます。発ガン抑制作用に骨粗しょう症予防や糖尿病の進行を抑制する効果、免疫力を高める効果があります。

クルクミン

ターメリックに含まれる黄色の色素。肝臓の解毒機能を高め、胆汁の分泌を促して肝臓の働きをサポートし、肝機能を向上させる効果が。そのほかにも、総コレステロールを低下させる効果や、大腸ガンや皮膚ガンの予防効果があると考えられています。

グルタチオン

3つのアミノ酸で構成されるトリペプチド。抗酸化作用があり、解毒機能を高めます。豚ヒレ肉、牛レバー、カキなどのほか、アスパラガス、カボチャ、コマツナにも含まれますが、済陽式・食事療法では、肉類からではなく野菜からの摂取を推奨しています。

クロロゲン酸

コーヒーや赤ワインの苦味成分。ゴボウの切り口が茶色になるのはこの成分の影響です。コーヒーにはカフェインより多く含まれ、毎日コーヒーを飲む人の直腸ガンの発病率は、飲まない人の約半分という研究結果もあり、近年注目を集めている成分です。

クロロフィル

植物の緑色成分で、葉緑素と呼ばれる成分です。肝機能を高めて、過酸化脂質がつくられるのを抑制します。また貧血の予防改善や血圧の正常化に作用します。高い抗酸化作用があり、発ガン抑制作用にも期待が集まっています。

ケルセチン

柑橘類、リンゴ、緑茶、タマネギの薄皮に含まれる色素成分。高い抗酸化作用があり、胃腸、子宮、胆嚢、甲状腺、肺、乳腺など、腺を構成している細胞から発生する腺ガンの増殖を抑制します。ビタミンCと一緒に摂ると抗酸化作用がより強化されます。

ケンフェロール

緑茶などに含まれる機能成分。抗酸化作用や抗アレルギー作用があります。血管を強くしたり、血圧を安定させる働きがあると考えられています。また脂肪を燃焼させる作用があることから、メタボ予防の効果が期待されています。

ショウガオール

ショウガの苦味成分。高い殺菌作用、抗酸化作用があり、活性酸素を除去する働きがあります。さらに血行を促進し、体温を上げて新陳代謝や免疫力を高める効果も。もともとショウガに含まれているジンゲロールを加熱することでショウガオールに変化します。

スルフォラファン

アブラナ科の植物に含まれる辛味成分。１９９４年に抗ガン作用があると発表された成分です。特にブロッコリーの新芽のブロッコリースプラウトには、一般的なブロッコリーの20倍以上含まれているものもあり、注目を集めています。

ゼアキサンチン

カロテノイドの一種。カボチャ、トウモロコシ、オレンジ、モモなどに含まれます。網膜のもっともよくものを見る部分、黄斑部に含まれていることから、ルテインと組み合わせて、白内障予防のサプリメントをつくる研究が進められています。

セサミノール

ゴマに含まれている抗酸化物質。ゴマにはセサミンをはじめ、数種類の抗酸化物質が含まれていますが、もっとも抗酸化作用が高いのが、ゴマ油に含まれるセサミノールです。ガンの原因物質を発生する過酸化脂質がつくられるのを抑制する効果があります。

大豆イソフラボン

大豆に含まれるポリフェノールの一種。性ホルモンに似た作用があり、更年期障害の症状を軽減するほか、乳ガンや前立腺ガンの予防に効果があります。サプリメントでの摂りすぎはホルモンバランスを乱す恐れがあるので、食事で摂取したい成分です。

大豆サポニン

大豆のえぐみや苦味成分。納豆、豆腐、豆乳、おからなど、大豆の加工食品に含まれます。過酸化脂質がつくられるのを抑制するだけでなく、抗ガン作用やエイズウイルスの増殖抑制作用もあるとされ、研究が進められています。

タウリン

イカ、タコ、貝類などに含まれるアミノ酸に類似する成分。人間のあらゆる臓器に存在し、血圧を正常に保ち、総コレステロールを低下させ、血流を改善して肝臓の働きを助けます。通常は不足することはありませんが、ガンや過労で不足することがあります。

ナリンギン

グレープフルーツやハッサクなどの皮に含まれる苦味成分。血液中の脂肪酸を分解する作用や花粉症を軽くするなどの抗アレルギー作用、免疫力を高め生活習慣病の予防と改善、食欲抑制、抗酸化作用、毛細血管を強化して血流改善など幅広い作用や効果があります。

乳酸菌

腸内で糖を発酵させて乳酸をつくる菌の総称。乳酸は腸内環境を整える善玉菌のエサになり、腸内環境を整える効果があります。また、腸内で有害物質がつくられるのを抑制したり、免疫力を高めてガンを予防します。特に大腸ガン抑制効果が高い成分です。

ビタミンU

キャベツに含まれるビタミン様物質で、キャベツの絞り汁から発見されたことから別名をキャベジンといいます。抗酸化作用を持ち、粘膜の新陳代謝を促したり、胃酸の分泌の抑制、潰瘍を修復する働きがあります。胃潰瘍や十二指腸潰瘍予防に効果を発揮します。

ピラジン

ピーマンの香り成分。ピーマンをはじめ、青汁の原料であるケールに多く含まれ、血液を固まりにくくして血栓予防の効果が期待できます。そのことから動脈硬化を抑制すると考えられます。また精神を安定させ、脳を活性化する作用もあるといわれています。

フィチン酸

ビタミン様物質の一種。米ぬかに多く含まれています。非常に高い抗酸化作用を持ち、NK細胞（ガン細胞、ウイルス感染細胞、細菌などを殺傷する白血球の一種）を助けて、免疫力を高めます。また、血液が凝固しにくくなるため、血栓予防効果もあります。

β-カロテン

カロテノイドの一種。ニンジン、カボチャ、グリーンピースなどに含まれます。体内でビタミンAに変化します。また視力を維持するために必要不可欠な成分でもあります。さらに、抗酸化作用が非常に高く、ガン、生活習慣病を抑制する働きがあります。

ヘスペリジン

ビタミンPの一種。ミカンの薄皮や白いスジに含まれる成分。発ガンの抑制のほかに、毛細血管を強くしたり、総コレステロールの低下や、血流をよくする作用があるといわれています。また、高血圧を予防する効果もあります。

ベタイン

エビ、タケノコ、ビート（サトウダイコン）などに多く含まれる機能成分。有害なホモシステインを、体に必要なメチオニンに変換してくれます。旨みを増したり、味をまろやかにするため、食品添加物として使用されることもあります。

ムチン

ヤモノイモ、オクラ、納豆などのネバネバした物質の総称。粘膜を保護する作用があるほか、ガンの転移を抑制する効果もあると期待されています。特に納豆はムチンを多く含んでいます。ただし、60℃以上で作用が低下するので、加熱調理せずに食べましょう。

リコペン

カロテノイドの一種。トマトに多く含まれます。抗酸化作用はβ-カロテンの2倍以上、ビタミンEの10倍以上あることがわかっています。加熱しても変性しないので、生食以外でも効果が得られます。ガン、生活習慣病の抑制効果が期待できる成分です。

ルチン

ビタミンPの一種。ソバに多く含まれています。コラーゲンをつくるビタミンCを助け、毛細血管を丈夫にする作用があるので、出血性の疾患に効果があります。また、血流をスムーズにするため、高血圧や動脈硬化予防作用も期待できます。

ルティン

カロテノイドの一種。カボチャ、ホウレンソウ、ケール、ブロッコリー、トウモロコシ、グリーンピース、サツマイモなどに多く含まれ、大腸ガンの抑制効果があります。白内障や加齢性黄斑変性などの眼病に効果があると考えられ、現在研究が進められています。

健康を守るために摂ってほしい食材一覧

前章でご説明した「済陽式・食事療法」の8原則にもあるように、ガンをはじめとする病気の療養のために、積極的に摂ってほしい食材があります。これらの食材を適量摂ることは、病気の改善だけでなく、健康な人の病気リスクを下げる効果も期待できるのです。

済陽式・食事療法の原則は、塩分、動物性たんぱく質、動物性脂肪を制限し、野菜と果物を多く、主食はなるべく玄米や胚芽米、全粒粉小麦などを中心に摂るということです。

しかし、健康に問題がない人ならば、白米や肉類を適量摂ることは差し支えないでしょう。肉類やマグロやカツオといった赤身の魚も、新鮮なものならば食べてかまいませんし、お菓子やナチュラルチーズ、バターなども、添加物がなく、品質がすぐれたものならば、適量を摂る分にはかまいません。

ただし、いちばん気にかけていただきたいことが、食物がつくられた過程です。

低農薬、無農薬の農産物、家畜も抗生剤や動物性飼料を使わない環境で育ったものなど、どのような過程でつくられたか、育てられたかには、十分に注意を払ってください。

体にいいものを選び、よりおいしく食べ、健康を築いていきましょう。

玄米・発芽米・胚芽米

★この病気に効く：胃ガン、すべての生活習慣病、便秘、すべての免疫疾患など

ぬかや胚芽部分を残す玄米は栄養豊富で、抗ガン作用、免疫力向上など多くの作用があります。クエン酸回路の働きを助けるビタミンB群、高い抗酸化作用を持つビタミンEのほか、カリウム、マグネシウム、セレンといった各種ミネラル、リノール酸、豊富な食物繊維など有効成分も多い食材。玄米が苦手な人は、発芽玄米や胚芽米を。栄養面では劣りますが、消化吸収はよくなります。

雑穀米

★この病気に効く：すべてのガン、すべての生活習慣病、便秘、すべての免疫疾患など

玄米にキビ、アワ、ヒエ、ハト麦、大豆、トウモロコシといった雑穀をブレンドしたもの。ビタミンB群やマグネシウム、カルシウムといったミネラル、食物繊維が豊富で滋養に富んでいます。雑穀の組み合わせは販売している店によって異なるので、好みのものを選ぶといいでしょう。またいろいろな雑穀を自分でブレンドするのもおすすめです。おいしく気軽に摂りましょう。

全粒粉小麦

★この病気に効く：すべてのガン、すべての生活習慣病、便秘など

栄養豊富な胚芽や外皮（ふすま）を残したまま製粉した全粒粉小麦は、玄米と同じく、食物繊維をはじめ、ビタミンB群、ナイアシンなどを含みます。全粒粉のパンは、近年では比較的取り扱う店も多く、入手はむずかしくありません。粉としても販売されているので、家庭で好みのパンを焼くことも可能です。玄米とは違い、一度粉になっているので、胃腸の弱い人でも消化に負担がかかりません。

ソバ

★この病気に効く：すべてのガン、すべての生活習慣病など

ソバはビタミンB_1、B_2を含み、カリウム、マグネシウムが多く、食物繊維も豊富です。また、ソバに含まれるポリフェノールの一種であるルチンは、毛細血管を強化する働きがあり、高血圧の予防作用が期待できます。市販のソバは、小麦粉が配合されているものも多いのですが、できるだけソバ含有量が多いものを選びましょう。ソバの栄養素は水に溶けやすいので、ゆでたソバ湯も飲みましょう。

大麦

★この病気に効く：すべてのガン、すべての生活習慣病、便秘など

皮がかたく、調理がむずかしい大麦ですが、食物繊維、カリウム、マグネシウムを含み、栄養価の高い食材です。アメリカ食品医薬局によると、大麦に含まれるβ-グルカンがコレステロールを低下させるとのこと。大麦は、押し麦にしたり、製粉してめんにすることが多い食材です。押し麦はおかゆのようにやわらかく煮るとおいしく食べられます。野菜スープなどに入れてもいいでしょう。

エン麦

★この病気に効く：すべてのガン、すべての生活習慣病、便秘など

オートミールの原料であるエン麦は、ビタミンB群、ミネラル、食物繊維が豊富で、これもアメリカ食品医薬局がガン予防によい食品として定めています。日本では、シリアルの原料やパン、菓子の材料として知られています。オートミールはすぐにやわらかくなるのでおかゆのように手軽に食べることができますし、パンやパンケーキの材料として混ぜて焼けば、おいしく食べられます。

大豆

★この病気に効く：すべてのガン、すべての生活習慣病、便秘、すべての免疫疾患など

大豆は良質のたんぱく質のほかにもビタミンB群、ビタミンE、食物繊維が多く含まれます。大豆に含まれるポリフェノールの一種、大豆イソフラボンは人間の性ホルモンに類似した構造をしています。乳ガンや前立腺ガンは性ホルモンの受容体を持ち、ホルモンの刺激で増殖しますが、性ホルモンの代わりに大豆イソフラボンが結びつくことで乳ガンや前立腺ガンの増殖を抑制できるのです。

納豆・豆乳・豆腐

★この病気に効く：前立腺ガン、乳ガン、高血圧、消化管潰瘍、すべての免疫疾患など

納豆は大豆本来の栄養素以外に、発酵する段階でナットウキナーゼが生成されます。この成分は動脈硬化を予防し、血液をサラサラに保つ作用があります。ただし、加熱すると消失します。また、納豆に含まれるビタミンKは脳梗塞や心筋梗塞の治療薬、抗凝固剤の働きを弱めるので、この薬を処方された人は納豆を控えるか、医師に相談を。豆乳や豆腐もたんぱく質を豊富に含む優秀な食品です。

小豆

★この病気に効く：すべてのガンなど

小豆は、ビタミンB群・E、カリウム、鉄分が豊富で、食物繊維も含んでいます。大豆ほどのたんぱく質量はありませんが、必須アミノ酸をすべて含有し、活性酸素を除去するポリフェノールは赤ワインの2倍ともいわれるほど、滋養に富んでいます。菓子の材料として摂る場合は、黒砂糖やきび糖で味をつけると、病気療養中の人も口にできる甘さになります。ゆで小豆は強力な利尿作用があり、むくみを治す効果があります。

インゲン・エンドウ

★この病気に効く：すべてのガンなど

インゲンやエンドウも、ビタミンB群、カリウム、食物繊維などを豊富に含んでいます。白インゲン、金時豆、ウズラ豆などもインゲンの仲間です。エンドウには、みつ豆に入れる赤エンドウやうぐいすあんにする青エンドウなどがあります。インゲンもエンドウも煮豆や菓子の材料にするほか、ヨーロッパではスープに入れたり、煮込み料理にも使われます。野菜類と一緒に煮込むと植物性たんぱく質やミネラルの摂取が同時にできて便利です。

アーモンド

★この病気に効く：すべてのガンなど

アーモンドはビタミンEを非常に多く含んでいます。また、カリウム、カルシウム、マグネシウム、鉄といったミネラル分や、食物繊維も豊富です。アーモンドの皮にはポリフェノールが多く、カテキンやケルセチンも含みます。フライにしたものは油脂の酸化が心配なので、ローストしたものを選びましょう。高カロリー食品なので、健康な人は1日に20粒程度まで、病気療養中の人は10粒以下が望ましいところです。

落花生

★この病気に効く：すべてのガンなど

落花生もアーモンド同様、ビタミンEが豊富でミネラル分、食物繊維に富んでいます。日本人になじみが深く、手軽に摂れる栄養源といえます。高カロリーなイメージがありますが、落花生の油分は不飽和脂肪酸で太りにくい油です。また食後の血糖値の上昇もゆるやかで、すぐれた健康食品といえます。ローストしてから時間がたつと落花生の油分が酸化するので、できるだけ新鮮なものを選ぶようにします。

ゴマ

★この病気に効く：すべてのガンなど

良質なたんぱく質、ビタミンB群・Eを含むゴマは、日本の食卓になじみ深い食材です。近年では、腸管から吸収され、ビタミンEより強力な抗酸化作用を持つセサミノールの原材料となる成分が含まれていることがわかり、ますますゴマの効能に注目が集まっています。また、ビタミンEと、ゴマ特有の抗酸化物質のセサミンには動脈硬化防止などの働きもあり、脳血管性認知症を予防する効果もあると期待されています。

オリーブ油

★この病気に効く：すべてのガンなど

一価不飽和脂肪酸を多く含むオリーブ油は、ＬＤＬコレステロールを減らしてＨＤＬコレステロールを増加させ、動脈硬化を防ぐ働きがあります。また、ＬＤＬコレステロールの酸化も防ぐので、ガンの予防にも効果的だといえます。オリーブ油は、加熱しても酸化が少なく、安価で多く流通しているので、日常の調理用油として使うことをおすすめします。ほかにも一価不飽和脂肪酸を多く含む油は、アーモンド油、菜種油などがあります。

ゴマ油

★この病気に効く：すべてのガンなど

ゴマ油も一価不飽和脂肪酸を多く含みます。これもオリーブ油同様、酸化しにくく、加熱調理に向いています。油には一価不飽和脂肪酸、n－3系、n－6系の3種類のカテゴリーがあり、この3種類をバランスよく摂ることが大事です。しかし外食やレトルト食品に多く使われるn－6系に傾きがちです。ですから、油を使用する場合は、意識的にゴマ油やオリーブ油を使うようにするとバランスがとりやすくなります。

亜麻仁油

★この病気に効く：すべてのガン、すべての免疫疾患など

成熟した亜麻からとれる亜麻仁油は、n－3系の多価不飽和脂肪酸を多く含み、α－リノレン酸も豊富です。近年の研究ではリノレン酸はアレルギー性疾患、免疫異常による炎症などの軽減に効果があると期待されています。亜麻仁油は酸化しやすいため、加熱調理には向きません。ドレッシングとしての利用がおすすめです。また日持ちしないので早めに使い切りましょう。

エゴマ油

★この病気に効く：すべてのガン、すべての免疫疾患など

シソの近縁種であるエゴマの種からとったエゴマ油は、ｎ－３系の油であり、α－リノレン酸を多く含む油です。効果効能は亜麻仁油とよく似ています。こちらも酸化しやすく、加熱調理には適しません。封を切ったら冷暗所へ置き、新鮮なうちに早めに使い切るようにします。また人気が高くなったことで品質に問題があるエゴマ油も出回っているようです。国産のものを選ぶようにしましょう。

ショウガ

★この病気に効く：すべてのガン、生活習慣病、胃腸病、免疫疾患、抑うつなど

漢方薬にも使用されているショウガは薬効成分の多い有益な食材です。ショウガに含まれるショウガオールには、高い抗酸化作用、抗炎症作用があります。抗炎症作用は、ガン細胞が成長する際に発生するプロスタグランジンE_2という物質の生成を妨げ、ガンを抑制します。またたんぱく質分解作用、殺菌作用などもあります。薬味で使用することが多いですが、紅茶に入れて飲むのもおすすめです。

ニンニク

★この病気に効く：肝臓ガン、すべての生活習慣病など

ニンニクには非常に多くの薬効成分があります。ニンニク独特の香りは硫化アリルによるもので、高い抗酸化作用があります。またビタミンB_1と結合してアリチアミンに変化するアリシンも代表的な成分です。アリシンはクエン酸回路に働きかけ、ガンを予防します。食べる量は少量でかまいませんが、料理に加えたり、そのまま加熱するなどして、毎日摂るようにしましょう。

キャベツ・芽キャベツ

★この病気に効く：すべてのガン、すべての生活習慣病、消化管潰瘍など

キャベツはガン抑制効果の高い食材です。キャベツに含まれるイソチオシアネートには高いガン抑制効果が、ペルオキシダーゼには発ガン性物質の活性化を抑制する効果があります。ほかにもビタミンC、カリウム、カルシウムなども豊富です。また、キャベジンとも呼ばれるビタミンUは胃腸の粘膜を保護して潰瘍を予防します。芽キャベツもビタミンCやカリウムの含有量が多い食材です。

ケール

★この病気に効く：乳ガン、悪性リンパ腫、すべての生活習慣病、白血病など

健康食品の「青汁」の原料として知られるケールは、抗ガン作用が高いイソチオシアネートやβ－カロテン、抗酸化作用の高いメラトニン、クロロフィル、ビタミンC・Eを多く含んでいます。非常にかたく、生食には向きませんが、搾り汁をほかの野菜や果物とミックスして飲めば、栄養素を余すところなく飲めます。市販の青汁はフリーズドライのものが栄養素の損失が比較的少ないようです。

カリフラワー

★この病気に効く：すべてのガン、すべての生活習慣病など

カリフラワーもキャベツ同様、高い抗ガン作用のある野菜です。ビタミンCやカリウムを豊富に含むほか、ガンの発生を抑えるグルコシノレートという成分が含有されています。グルコシノレートは、肝臓の働きを高め、有害物質の解毒を促します。カリフラワーのビタミンCはキャベツと違って加熱に強いので、重宝な野菜といえます。もちろん生でジュースにして飲んでもかまいません。

野菜類

ブロッコリー・ブロッコリースプラウト

★この病気に効く：すべてのガン、すべての生活習慣病など

ブロッコリーは、ビタミンB群・C・E、β－カロテン、鉄分、葉酸などが豊富です。特に強力な抗ガン作用があるスルフォラファンという成分は熱に強く、加熱調理で失われることもありません。ブロッコリースプラウトはブロッコリーが発芽したもので、発芽野菜と呼ばれます。ブロッコリーの20倍ものスルフォラファンが含まれていて、さらに抗ガン作用が高い食材です。

コマツナ

★この病気に効く：肝臓ガン、すべての生活習慣病など

緑黄色野菜のコマツナは、ビタミンB群・Cや、カルシウム、β－カロテンが豊富です。また抗ガン作用のある成分としてグルコシノレート、グルタチオンも含まれます。グルコシノレートは、肝臓に働きかけて解毒作用を促し、グルタチオンは抗ガン作用があることが実験で証明されています。味にクセのないコマツナはシュウ酸やアクが少ないので、生のままジュースにするといいでしょう。

シュンギク

★この病気に効く：すべてのガン、すべての生活習慣病など

シュンギクは、ビタミンB群・C、β-カロテンを豊富に含みます。カリウム、カルシウム、鉄といったミネラルも含み、栄養価が高い食材です。香りのもとになっているピネンは、自律神経に働きかけ、胃腸の働きを整えます。また香りをかぐことで気分を和らげる効果があります。生でジュースにもできますが、独特の香りが苦手な人はほかの野菜や果物と合わせるなど工夫してみましょう。

菜の花

★この病気に効く：すべてのガン、すべての生活習慣病など

菜の花はビタミンC、カリウム、カルシウム、β-カロテンを多く含む栄養価の高い野菜です。抗酸化作用が高いため、ガン予防や生活習慣病などに効果を発揮します。春先にしか出回りませんが、積極的にとってほしい食材です。ゆでる場合は、ビタミンCの流出を抑えるために、ゆですぎや洗いすぎに注意を。油で炒めるとβ-カロテンの吸収率が高まります。

チンゲンサイ

★この病気に効く：すべてのガン、すべての生活習慣病など

チンゲンサイは中国野菜です。味は淡泊ですが、ビタミンC・K、β-カロテンを豊富に含み、高い栄養価があります。ビタミンKは止血作用のあるビタミンで、血液の粘度を保つ働きがあります。粘度が低くなりすぎると、血管が破れたときに大出血を引き起こす危険性があり、それを防ぐにはある程度の粘度が必要なのです。生でジュースにするほか、炒めたりスープに入れて食べましょう。

トマト

★この病気に効く：前立腺ガン、大腸ガン、すべての生活習慣病、花粉症など

トマトのリコペンは、ガン予防に強力な力を発揮します。とくに前立腺ガンへの効果が高いことがわかっています。リコペンはトマトの赤い色素にあり、抗酸化力はカロテンの数倍です。ほかにもβ-カロテン、ビタミンC・Eも含まれ、これらの成分が作用し合うことで、ガンや多くの生活習慣病、老化防止に高い効果を発揮すると考えられます。熱に強く加熱調理しても抗酸化力は落ちません。

野菜類

ナス

★この病気に効く：すべてのガン、すべての生活習慣病など

ナスの皮に含まれるナスニンは、高い抗酸化作用を持ち、コレステロールの酸化や、細胞のガン化を抑えます。ナスの紫色は、ブルーベリーなどと同じアントシアニン系の色素であり、視力の回復を助ける効果があります。また抗酸化作用の高いクロロゲン酸を含み、ガン予防に効果的です。利尿作用のあるカリウム、止血作用のあるビタミンKも含んでいます。皮も一緒に食べるよう工夫しましょう。

キュウリ

★この病気に効く：すべてのガン、すべての生活習慣病など

キュウリはビタミンC、β-カロテン、カリウム、マグネシウム、カルシウムなどを含んでいます。ビタミンCやβ-カロテンは、ガンやさまざまな生活習慣病を予防し、利尿作用のあるカリウムはナトリウムの排泄を促し、カルシウムやマグネシウムは体のバランスを整えます。皮のククルビタシンという成分も高い抗酸化作用を持っています。香り成分のピラジンは動脈硬化予防に効果的です。

レタス

★この病気に効く：すべてのガン、すべての生活習慣病など

レタスの効能は種類によって少し異なります。サニーレタスやロメインレタスなどの葉が開いたレタスで色の濃いものは、抗酸化作用が高く、ビタミンC・E、β-カロテンを豊富に含み、抗ガン作用があります。丸い玉レタスは、葉が開いたレタスよりビタミン、ミネラルの含有量は少なくなります。レタスにはこのほかにカリウム、カルシウム、鉄、ビタミンKなども含まれています。

ピーマン

★この病気に効く：すべてのガン、虚血性心疾患など

ピーマンはβ-カロテン、ビタミンC・Eが非常に豊富で、完熟した赤ピーマンのビタミンCは、緑のピーマンの2~3倍、レモンの2倍近くにもなります。ピーマンの香り成分ピラジンは血液の凝固を抑え血栓を予防する働きがあり、心筋梗塞や脳梗塞の予防が期待できます。赤ピーマンの色素のカプサイチンは、β-カロテンよりも高い抗酸化作用があり、動脈硬化やガンの予防に効果的です。

トウガラシ

★この病気に効く：すべてのガン、すべての生活習慣病など

トウガラシの果皮にはカプサイシンという辛味成分があり、高い殺菌、抗菌作用を持っています。ほかにも胃液の分泌を促して食欲増進や消化促進の効果があります。カプサイシンには中枢神経を刺激して副腎ホルモンのエピネフリン（アドレナリン）の分泌を促し、エネルギー代謝を高め、脂肪の燃焼を促進し、体脂肪の蓄積を抑制する効果があることがわかっています。

セロリ

★この病気に効く：すべてのガン、すべての生活習慣病など

セロリ独特の香りはアピイン、ピラジンという成分によるもの。アピインには食欲増進効果と鎮静作用が、ピラジンには血栓や動脈硬化、ガン予防の効果があるといわれています。またβ－カロテンとビタミンCを含み、抗酸化作用が期待できます。葉の部分は、茎の約2倍のβ－カロテンを含むので、葉も食べるようにしましょう。またカリウムやカルシウムなどのミネラルも含まれています。

アスパラガス

★この病気に効く：すべてのガン、すべての生活習慣病など

アスパラガスに含まれる多量のビタミンCとβ-カロテンは、ガンや生活習慣病に高い効果を発揮します。そのほかアスパラギンとアスパラギン酸があり、アスパラギン酸はアスパラギンが体内で変化したもので、疲労回復や免疫力の向上が期待できます。また有害物質のアンモニアを排泄したり、動脈硬化の予防にも効果があります。白のアスパラガスより緑のものが抗酸化物質が多く含まれます。

カボチャ

★この病気に効く：肺ガン、食道ガン、高血圧など

カボチャの色はβ-カロテンの色です。ほかにもビタミンC・E、カリウムも多く含んでいます。豊富なβ-カロテンは抗酸化作用にすぐれ、感染症予防や抗ガン作用のほか、ビタミンEは血行促進や肌荒れ予防に効果があります。カボチャは糖質が多いのですが、食物繊維も豊富なので、血糖値の上昇は穏やかで、中性脂肪やコレステロールにもよい影響を与えます。

ゴーヤー

★この病気に効く：すべてのガン、すべての生活習慣病など

沖縄野菜のゴーヤー（ニガウリ）はビタミンCの含有量がずば抜けて多く、高い抗酸化作用が期待できます。ほかにもカリウム、カルシウム、マグネシウムなどのミネラルも豊富です。ゴーヤーの苦味はククルビタシンとモモルデシンによるもの。ククルビタシンは抗ガン作用があり、モモルデシンは食欲増進作用や血圧や血糖を安定させる作用があります。夏バテにも効果的な野菜です。

ワサビ

★この病気に効く：すべてのガン、すべての生活習慣病など

アブラナ科の野菜であるワサビは、高い抗酸化作用を持つ野菜です。ワサビには、日本ワサビと西洋ワサビがあります。鼻に抜ける辛味成分はアリルイソチオシアネートといい、高い抗ガン作用、抗菌作用を持ち、食中毒の防止にも効果を発揮します。また抗酸化物質のスーパーオキシドジムスターゼという酵素は、活性酸素の発生を抑制し、ガンや生活習慣病を予防します。

パセリ

★この病気に効く：すべてのガン、すべての生活習慣病など

パセリはガン予防効果が高いビタミンA（β-カロテン）・C・Eと、体内バランスを整えるビタミンB群、各種ミネラルが豊富です。独特の香りはアピオールという精油成分で、胃液の分泌を促して食欲を増進させ、消化も助けます。色素のクロロフィルは、コレステロールの上昇を抑え、ガンも予防します。たくさん摂るにはほかの野菜や果物と合わせてジュースにするといいでしょう。

ニラ

★この病気に効く：すべてのガン、すべての生活習慣病など

ニラには、ガン予防効果、免疫力アップが期待できるアリシンや、抗酸化作用の高いβ-カロテン、ビタミンC・Eなどが豊富に含まれています。アリシンはラッキョウやニンニク、ネギ、タマネギにも含まれ、白血球、リンパ球の増殖効果が顕著です。ほかにも止血作用のビタミンK、造血機能にかかわる葉酸なども含まれ、血液のバランスを整える作用があります。加熱料理に向いた食材です。

ラッキョウ

★この病気に効く：肺ガン、すべての生活習慣病など

ラッキョウは、漢方では「薤白《がいはく》」と呼ばれ、古くから薬効が認められている生薬です。ラッキョウに含まれるジアリルスルフィドという硫化アリル化合物は、発ガン物質を解毒する酵素を活性化し、発ガン物質の生成を抑える働きがあります。また高い殺菌作用もあり、胃ガンの原因にもなるピロリ菌にも有効です。ほかにも肺ガンや皮膚ガンの予防にも効果があります。１日５粒程度食べましょう。

ネギ

★この病気に効く：すべてのガン、すべての生活習慣病など

ネギは抗酸化作用が高いβ-カロテンやビタミンＣのほか、多くの薬効がある硫化アリルを含んでいます。硫化アリルの一種のアリシンは、ビタミンB_1と結合してアリチアミンとなり、疲労回復を助けたり、クエン酸回路に働きかけて抗ガン作用を発揮します。硫化アリルには、ＮＫ細胞を活性化する作用もあり、こちらもガン予防に効果的です。健康効果が高い食材なので、毎日摂りましょう。

タマネギ

★この病気に効く：すべてのガン、すべての生活習慣病など

たまねぎにも硫化アリルが含まれており、その代表格がアリインです。タマネギを刻むとアリインがアリシンに変化し、その後空気に触れることでさまざまな硫黄化合物に変化します。ケンフエロールやケルセチンといった抗酸化作用が高いポリフェノールも含まれます。コレステロール低下や血栓予防、血行促進など動脈硬化予防に役立つほか、ＮＫ細胞も活性化します。

ダイコン

★この病気に効く：膵臓ガン、すべての生活習慣病など

ダイコンには、食べ過ぎによる胸やけや消化不良を予防・改善するジアスターゼ、焼き魚のこげに生じる発ガン物質を解毒するとされるオキシターゼなどの消化酵素が豊富に含まれています。辛味成分のイソチオシアネートという硫黄化合物は強力な抗酸化物質で、肝臓の解毒作用を高めてガンを予防します。ダイコンの葉もガン予防の有効成分が豊富なので、ぜひ摂るようにしましょう。

カブ

★この病気に効く：すべてのガン、すべての生活習慣病など

カブはビタミンC、カリウム、カルシウムが多く、アブラナ科特有のグルコシノレートという物質も含んでいます。グルコシノレートを摂取すると、肝臓の解毒作用が活性化し、ガンの抑制効果があることがわかっています。消化酵素のアミラーゼも豊富で、消化を促し、胃もたれを改善し、胃腸の調子を整えます。カブの葉も豊富な栄養を含んでいるので、おひたしなどにして摂るようにしましょう。

ゴボウ

★この病気に効く：すべてのガン、すべての生活習慣病など

繊維質が多いゴボウにはすぐれた整腸作用があります。特にリグニンは、消化吸収されずに腸の内容物のかさを増し、腸のぜん動運動を活発にして便通を促します。便通がよくなることで、発ガン物質を早く体外へ排出することになり、大腸ガンの予防につながります。コレステロールを減らして生活習慣病を予防するほか、多糖類のイヌリンが免疫機能を活性化し、発ガンを抑制します。

レンコン

★この病気に効く：すべてのガン、すべての生活習慣病など

レンコンに含まれる豊富なビタミンCには、白血球を強化したり、コラーゲンの生成を促して粘膜を丈夫にする働きがあります。レンコンを切るとヌルヌルした成分が出ますが、これはムチン。たんぱく質の消化を促し、胃潰瘍、胃炎の予防に効果があるほか、滋養強壮にも効く成分です。ほかにも、肝機能を助けるビタミンB_{12}や食物繊維も豊富です。加熱調理して食べるようにしましょう。

ニンジン

★この病気に効く：すべてのガン、すべての生活習慣病、花粉症、白血病など

ニンジンはβ-カロテンを多く含有しています。β-カロテンは体内でビタミンAに変化し、高い抗酸化作用を持ちます。ガン予防や体質改善にも高い効果が期待でき、特に肺ガン、胃ガンの予防に効果を発揮します。毎日ニンジンジュースを飲む人は飲まない人よりもガン発生率が低いという研究結果も出ています。葉の部分にもβ-カロテン、カリウム、カルシウム、各種ビタミンが豊富です。

アシタバ

★この病気に効く：すべてのガン、すべての生活習慣病など

アシタバの名前の由来は、今日葉を摘んでも明日にはまた収穫できるほどの成長の早さ。この野菜の栄養の豊かさを表しています。ビタミンC、β－カロテン、カリウム、カルシウムが豊富で、茎には高い抗酸化作用のあるカルコンが含まれ、抗菌作用をはじめ、ガンや潰瘍、血栓を予防する働きがあるとされています。やわらかい若芽はジュースに、厚い葉はゆでておひたしにするとおいしいです。

モロヘイヤ

★この病気に効く：すべてのガン、脂質異常症など

「モロヘイヤ」とは、アラビア語で「王さまだけのもの」という意味で、非常に高栄養な野菜です。中でもβ－カロテンの含有量はずば抜けていて、100g中10000μgもあります。ビタミンC・E、ナイアシン、葉酸、パントテン酸も豊富です。味にクセがないので、若葉なら生食ができます。ジュースにすると粘りが強く、分離しやすいので、よくかき混ぜてから飲みましょう。

野菜類

ツルムラサキ

★この病気に効く：すべてのガン、すべての生活習慣病など

ツルムラサキは古くから、解熱や利尿のための民間療法で活用されてきた野菜です。β－カロテンが100g中2900μgと豊富なほか、ビタミンC・Eも含みます。ツルムラサキはアクを抜いたりしなくても、そのまま調理することが可能です。生のままジュースににしてもかまいませんが、炒めたり、おひたしや和え物にするのもおいしくておすすめです。

香菜

★この病気に効く：すべてのガン、すべての生活習慣病など

中国ではチャンツァイ、タイではパクチー、西洋ではコリアンダーと呼ばれる香菜は、非常に薬効が高く、古代ギリシャでは薬として用いられてきました。β－カロテンとビタミンCが豊富で、香り成分のリナロールには鎮静作用や血圧降下作用があります。また解毒作用が高く、体内に毒素がたまるのを防いでくれます。サラダや肉料理に添えるなどして、生で食べるのがおすすめです。

クレソン

★この病気に効く：すべてのガン、すべての生活習慣病など

独特の辛味と苦味のあるクレソン。辛味は、シニグリンという成分によるもので、これは体内でアリルイソチオシアネートという物質に変化します。抗菌性、抗酸化作用にすぐれ、免疫力を高めたり、ガンを予防する効果が期待できます。通常はゆがいてつけ合わせにするほか、おひたしにしたり、鍋に入れるなどしてもおいしくいただけます。最近ではスプラウトの一種としても食べられています。

バジル・オレガノ・セージ

★この病気に効く：すべてのガン、すべての生活習慣病など

ハーブ類の芳香成分には高い抗酸化作用があり、発ガン遺伝子の働きを抑えるという報告もあります。バジルの香りには、心身をリラックスさせたりする作用のほか、食欲増進、胃腸の働きを活発にする効果があります。香りと苦味のあるオレガノは疲労回復、抗菌作用、風邪・気管支炎・頭痛・生理痛の軽減がありまます。セージは消化を助け、精神安定や発汗の抑制、滋養強壮などの効果があります。

ローズマリー・タイム・ミント・タラゴン

★この病気に効く：すべてのガン、すべての生活習慣病など

ローズマリーは殺菌、消化促進、強壮の効能があります。タイムは脂肪の消化を助け、高い殺菌作用があり、ハムなどの肉類の加工食品にも加えられています。ミントは消化を助け、風邪を治す、殺菌作用などがあり、免疫力を高める効果があります。タラゴンはヨモギの仲間でガン予防の効果があることがわかっています。どれもスパイスとして料理に用いられています。

ターメリック

★この病気に効く：大腸ガン、皮膚ガン、すべての生活習慣病など

カレーなどに使われるスパイスのターメリックは独特の香りと苦味が特徴です。ターメリクの鮮やかな黄色い色素成分はクルクミンで、胃を丈夫にしたり、食欲増進、抗菌作用があるとされます。日本でも伝統食品であるタクアンなどの色づけにも利用されています。近年では、肝機能の改善や胆汁の分泌促進などに効果があることがわかり、注目されています。

甘草

★この病気に効く：すべての生活習慣病、肝臓病、すべての免疫疾患など

甘草は古くから漢方生薬に用いられてきたハーブで、マメ科多年草ウラルカンゾウの根、根茎のコルクの皮をはいで乾燥したものです。解毒、鎮痛、去痰、胃・十二指腸潰瘍、のどの痛み、腹痛、下痢に効果があると考えられています。その有効成分は、グリチルリチンのほか、サポニン、エストレゲン類似物質、クマリン、フラボノイド、コリン、アスパラギンなど多岐にわたります。

パースニップ

★この病気に効く：すべてのガン、すべての生活習慣病など

オランダボウフワ、アメリカボウフワなどとも呼ばれるパースニップは、日本ではあまりなじみがありませんが、欧米ではよく利用されます。甘くて白いニンジンのような野菜です。古代ギリシャの時代から、食用・薬用に用いられてきた歴史があり、β‐カロテンやビタミンCを豊富に含み、ガンや生活習慣病に効果が期待できます。スープなどに入れて食べるのが一般的です。

ハーブ類

プルーン

★この病気に効く：乳ガン、すべての生活習慣病、慢性疲労など

プルーンは非常に抗酸化作用が高く、ガンや生活習慣病など、多くの疾病の予防に力を発揮します。毎日10個のプルーンを摂り続けることで、血液内の酸化したＬＤＬコレステロールの生成が抑えられることもわかっています。抗酸化作用を発揮するのはクロロゲン酸などのポリフェノールのほか、未知の有効成分があると考えられていて、非常に健康効果の高い果物です。

レモン

★この病気に効く：膵臓ガン、脾臓ガン、悪性リンパ腫、すべての生活習慣病など

レモンに多く含まれるビタミンCは、免疫力を高める働きがあるほか、発ガン物質を抑制する働きがあります。またレモンの皮に多いエリオシトリンというポリフェノールにも強力な抗酸化作用があります。さらに重要なのはクエン酸で、クエン酸回路を正常に動かすために不可欠な成分です。バランスが崩れると発ガンの可能性もあるクエン酸回路を円滑にするレモンは積極的に摂りましょう。

グレープフルーツ

★この病気に効く：すべてのガン、すべての生活習慣病など

レモンと同じ柑橘類のグレープフルーツにも豊富なビタミンCが含まれます。ほろ苦い味はナリンギンというポリフェノールに由来しています。ナリンギンは満腹感を早めると考えられ、食欲が適度に抑えられることから、ダイエット効果が期待できます。クエン酸もガンを予防する働きを持ち、皮の香り成分のリモネンには、脂肪の燃焼を促す効果があります。

オレンジ

★この病気に効く：すべてのガン、すべての生活習慣病など

オレンジもビタミンCが豊富で、バレンシアオレンジのビタミンCは、トマトの約2・6倍、ネーブルオレンジは、トマトの約4倍も含んでいます。ビタミンCのほかにも、β-カロテン、カリウム、カルシウム、マグネシウムなどを含んでいます。また、ポリフェノールの一種であるヘスペリジンを含み、末梢血管を丈夫にし、血液をサラサラにする効果があります。

ミカン・ユズ

★この病気に効く：すべてのガン、すべての生活習慣病など

ミカンはビタミンCやカロテノイドを豊富に含み、ビタミンCはレモンの約3分の1、β－カロテンはトマトの約2倍といわれています。温州《うんしゅう》ミカンには、β－カロテンより抗酸化作用が高く抗ガン作用がある、クリプトキサンチンが含まれていることがわかっています。また腸内環境を整える食物繊維やペクチンも豊富です。ユズもビタミンC・Eのほか多くの抗酸化物質を含んでいます。

イチゴ

★この病気に効く：すべてのガン、すべての生活習慣病など

イチゴはわずか6粒で、1日に必要なビタミンCを摂ることができるほど、豊富なビタミンCを含んでいます。また、カリウム、カルシウム、鉄分などのミネラルを含んでいるほか、アントシアニンなどのポリフェノールも多く含まれていて、抗酸化や眼精疲労の回復にも効果があります。また食物繊維のペクチンも含まれていて、腸内環境を整えることで大腸ガンを予防する効果が期待できます。

ブルーベリー

★この病気に効く：すべてのガン、すべての生活習慣病など

ブルーベリーには豊富なアントシアニンが含まれていて目の働きを助けてくれます。目が網膜で光を感じるのに必要な成分にロドプシンがありますが、アントシアニンはロドプシンの生成を助け、視野を広げたり、夜間の視力を向上させてくれます。また強力な抗酸化作用を持つため、活性酸素を除去し、ガンをはじめさまざまな生活習慣病のリスクを下げると考えられています。

ブドウ

★この病気に効く：すべてのガン、すべての生活習慣病など

赤いブドウの色素には、ブルーベリーと同じようにアントシアニンが含まれています。そのことから、目の健康のほか、ガンや生活習慣病予防に役立つと考えられています。赤いブドウや赤ワインに含まれるレスベラトロールという成分にはガン抑制効果以外にも食物アレルギーを抑える効果があるといわれています。レスベラトロールにはＬＤＬコレステロールの酸化を阻害する効果もあります。

モモ

★この病気に効く：すべてのガン、すべての生活習慣病など

モモはカリウムやナイアシンを含みます。また、食物繊維のペクチンがすぐれた整腸作用を発揮します。いくつか種類があり、なじみのある白桃と黄桃のほか、赤いものもあります。白桃にはフラボノイドが、黄桃にはβ−カロテンが、赤いものにはアントシアニンがそれぞれ多く含まれています。いずれも高い抗酸化作用があり、ガンをはじめ生活習慣病の予防に効果があります。

イチジク

★この病気に効く：大腸ガン、すべての生活習慣病、便秘など

イチジクはカリウムとたんぱく質分解酵素が豊富で、モモと同様に食物繊維のペクチンを多く含みます。これらの有効成分により腸内環境が整い、便秘に効果的。便通が整うことで、老廃物や余分なコレステロールをすみやかに排泄でき、大腸ガンをはじめ、生活習慣病のリスクを下げることができます。旬は短い果物ですが、ドライフルーツで年間を通して食べられます。

カキ

★この病気に効く：すべてのガン、すべての生活習慣病など

カキにはビタミンC、β－カロテン、ペクチン、カリウムが豊富です。ビタミンCとβ－カロテンは免疫力やストレス耐性を高め、ペクチンはすぐれた整腸作用を持っていて、風邪によく効く果物としても昔から親しまれています。同様に二日酔いにもよいとされています。またβ－カロテンの一種であるクリプトキサンチンも含みますが、これは発ガン抑制作用が期待される成分です。

ナシ・洋ナシ

★この病気に効く：すべてのガン、すべての生活習慣病、便秘など

ナシ特有のザラつき感のある食感は、果肉の細胞壁がかたくなった石細胞によるものです。この成分は消化されにくく、腸を整えて便通を改善します。また、消化酵素を含み、肉類のタンパク質を分解する作用があります。洋ナシもまた食物繊維が豊富ですが、カリウムにも富み、高血圧やガン予防が期待できます。ほかにも鉄やアスパラギン酸を若干含んでいます。

リンゴ

★この病気に効く：大腸ガン、高血圧、便秘、白内障予防など

リンゴはポリフェノールが豊富で、実にはケルセチン、皮にはアントシアニンなどが含まれています。これらはいずれも高い抗酸化作用があります。また、整腸作用のあるペクチンも豊富で、リンゴのペクチンは大腸ガンの予防が期待できるという研究結果も出ています。別の実験ではリンゴのペクチンを与えたマウスは、通常のエサより発ガン率が6割も抑えられたという結果が出ています。

スイカ

★この病気に効く：すべてのガン、すべての生活習慣病など

スイカはβ－カロテンとカリウムが豊富で、高い利尿作用があります。利尿作用にはアミノ酸の一種であるシトルリンという成分もひと役買っています。これらの成分の連携で腎臓の働きを助け、新陳代謝を活発にしたり、高血圧の改善や抗ガン作用が期待できます。β－カロテンは果肉が赤いスイカにしか含まれないので、購入の際は注意を。カットされたものより玉の状態のものを選びましょう。

メロン

★この病気に効く：すべてのガン、すべての生活習慣病など

メロンには、β-カロテンとビタミンCが豊富に含まれ、ガンや生活習慣病の予防に期待ができます。ミネラル分はカリウムが豊富で、スイカよりもかなり高い含有量があります。そのため、メロンの利尿作用も非常に高いものだといえます。果肉は糖質が高く、食物繊維が比較的少ないため、胃腸が弱っている人や病気で体力が低下した人でも安心して食べられます。

キウイフルーツ

★この病気に効く：すべてのガン、すべての生活習慣病など

キウイフルーツはビタミンC・E、カリウム、食物繊維、葉酸、ポリフェノール、有機酸などを豊富に含み、種類によってはビタミンCがレモン8個分以上含まれています。またタンパク質分解酵素も含まれているので、肉や魚などの消化吸収を助ける働きもあります。ある調査によると活性酸素を無害化する2種類の抗酸化物質が含まれていることが明らかになりました。

果物類

マンゴー

★この病気に効く：すべてのガン、すべての生活習慣病など

マンゴーはミネラルが豊富で、さらにビタミンA・C・E、β-カロテン、葉酸といった豊富な栄養素を含んでいます。また、活性酸素を取り除く抗酸化作用もあり、ガンや生活習慣病の予防効果も期待できます。色素成分のゼアキサンチンは目の黄斑部に存在する成分で、活性酸素によって水晶体が酸化して発症する白内障などの目の老化や黄斑変性症の予防に効果が期待されています。

パイナップル

★この病気に効く：すべてのガン、すべての生活習慣病など

パイナップルには抗ガン作用のあるビタミンC、疲労回復効果やガン予防効果が期待できるクエン酸のほか、ビタミンB_1、食物繊維も多く含まれています。また、ブロメリンというたんぱく質分解酵素があり、肉や魚の消化吸収を助けます。ポークソテーの上に輪切りのパイナップルを乗せたり、中華料理の酢豚に入っているのはそのためです。ただし、缶詰ではその効果は期待できません。

ジャガイモ

★この病気に効く：すべてのガン、すべての生活習慣病、白血病など

ジャガイモにはビタミンC、カリウム、食物繊維が豊富で、ガンや生活習慣病の予防に効果があります。またジャガイモのビタミンCは熱に強いのも大きな特徴です。ある実験では生のジャガイモを皮ごとすりおろした搾り汁を飲むと、白血病細胞抑制に効果があるという報告があります。高カロリーなイメージがありますが、さほど高くないので、安心して食べてください。

サツマイモ

★この病気に効く：すべてのガン、すべての生活習慣病など

サツマイモのビタミンCの含有量は柑橘類に匹敵するほど豊富です。加熱による損失がないのもうれしい点。ほかにもβ-カロテンや食物繊維が多く、皮の部分には活性酸素を抑制するクロロゲン酸が豊富に含まれています。なかが鮮やかな黄色をしているものほどβ-カロテンが多く、紫イモはアントシアニンが豊富で、いずれも抗酸化作用が期待できます。主食の代わりとしてもおすすめです。

サトイモ

★この病気に効く：すべてのガン、すべての生活習慣病など

サトイモは食物繊維が豊富で、ほかにもビタミンB_1をはじめ、カリウム、マグネシウム、鉄、亜鉛、銅などの各種ミネラルを多く含んでいます、サトイモのぬめりは食物繊維によるもので、便秘を予防したり、血糖値やコレステロールの低下に効果があります。肥満症や糖尿病予防に効果があるマンナンや、胃粘膜を保護したり老化を防止する効果が期待できるムチンも含まれています。

ナガイモ

★この病気に効く：すべてのガン、すべての生活習慣病、消化管潰瘍など

ナガイモには、消化酵素のアミラーゼやジアスターゼ、グルコシターゼが豊富で、ダイコンの約3倍といわれています。このほかにビタミンB_1やカリウムも含まれます。ナガイモは、イモ類のなかでは唯一生食が可能で、すりおろすトロロイモは消化酵素の働きをもっとも生かす食べかたです。加熱調理もできますが、消化酵素の活性が下がるのでおすすめできません。

シイタケ

★この病気に効く：すべてのガン、すべての生活習慣病など

シイタケのβ－カロテンは高い抗ガン作用があることで知られています。国立がん研究センターでは、β－カロテンの抗腫瘍性に注目し、シイタケ由来の抗ガン剤を開発しました。また、シイタケに含まれるエルゴステロールは紫外線に当たることでビタミンＤに変化します。ビタミンＤはカルシウムの吸収を高めるだけでなく、骨を丈夫にする働きがあり、骨粗しょう症の予防に効果的です。

マイタケ

★この病気に効く：すべてのガン、すべての生活習慣病など

近年では人工栽培がさかんになったマイタケは、キノコ類のなかでもっとも高い抗ガン作用を持っています。マイタケに含まれるβ－カロテンの一種、ＭＤフラクションはほかのβ－カロテンより抗腫瘍作用が高い成分です。また白血球などの免疫細胞を活性化することで抗ガン作用も期待できます。その効果は乳ガン、子宮ガン、前立腺ガン、肺ガンなど多岐にわたり、一定の効果があります。

昆布

★この病気に効く：大腸ガン、すべての生活習慣病など

昆布にはカリウム、マグネシウム、銅、カルシウムが豊富に含まれています。海藻すべてに共通する重要な抗ガン成分、フコイダンも豊富です。フコイダンは水溶性の食物繊維で、ガン細胞を自滅に追い込む働きがあることがわかっています。ガン細胞は正常な細胞と異なり、死滅することなく増殖しますが、フコイダンはガン細胞の表面に穴を開けてDNAを破壊して死に追いやるのです。

ワカメ

★この病気に効く：大腸ガン、すべての生活習慣病など

ワカメにはβ-カロテンをはじめ、カリウム、カルシウム、鉄、ヨウ素、セレンなど多くのミネラルが含まれます。ワカメのヌルヌルはアルギン酸という食物繊維ですが、コレステロールを下げるなど、生活習慣病のリスクを減らす効果があります。またフコイダンには、正常な細胞とガン細胞をつなぎ、ガン細胞に栄養を送る役割を担う新生血管の発生を阻害する働きがあります。

モズク

★この病気に効く：大腸ガン、すべての生活習慣病など

モズクにはカルシウム、カリウム、鉄などのミネラルが豊富に含まれているほか、フコイダンも豊富です。フコイダンには免疫力を向上させる働きもあります。フコイダンが腸管に入ると、腸管の免疫細胞がフコイダンを異物とみなし、その情報が免疫の司令塔であるパイエル板へ送られます。するとさまざまな免疫細胞へ攻撃命令が出され、結果的に全身の免疫力が向上するのです。

ヒジキ

★この病気に効く：大腸ガン、脂質異常症など

ヒジキもワカメ同様に抗酸化作用の高いβ-カロテンが豊富で、カルシウム、カリウム、鉄、マグネシウムなどのミネラルを多く含んでいます。かつてカナダ食品検査庁が、ヒジキには発ガン性のある無機ヒ素の含有率が高いと報告しました。しかし、厚生労働省は体重50kgの成人で継続的に毎週33g以上を摂取しない限り、健康リスクは高まらないとしています。適量を毎日食べる程度であればまったく問題はないと思っていいでしょう。

白身魚

★この病気に効く：食道ガン、脳卒中など

ガン予防には白身魚が効果的です。1日1回はヒラメ、カレイ、タラといった白身魚から、動物性たんぱく質を摂るのが理想です。意外にサケも白身魚。身の赤い色はアスタキサンチンというカロテノイドで、免疫力を高めてガンを抑制する働きがあります。またガンの転移や再発を防ぐ働きがあることもわかっています。マグロやカツオの赤身には、ミオグロビンという酸化しやすい成分が含まれているため、ガン治療中の人は避けましょう。

青魚

★この病気に効く：すべてのガン、動脈硬化、アルツハイマーなど

アジ、イワシ、サンマなどに多く含まれるＤＨＡはガンだけでなく、生活習慣病の予防と改善に役立ちます。脳梗塞、心筋梗塞、ガンが少ない氷雪地帯にすむ先住民のイヌイットはアザラシや青魚の脂肪をよく食べています。またＤＨＡにはアレルギー反応を鎮めてアトピー性皮膚炎を抑える効果も認められます。健康効果の高い青魚ですが、脂肪が酸化しやすいので、新鮮なうちに食べましょう。

イカ・エビ

★この病気に効く：すべてのガンなど

イカやエビに含まれるベタインというアミノ酸は、体の中でホモシステインという物質をメチオニンという物質に変えます。メチオニンは必須アミノ酸の1つで、有害物質の無害化や老廃物の排泄、コレステロールや中性脂肪の分解にかかわっています。また抗酸化成分のセレンやセレニウムを全身に運び、活性酸素の害から体を守ってくれます。その結果、ガンや動脈硬化、脂質異常症、脂肪肝などを予防する効果が期待できるのです。

貝類・タコ・カニ

★この病気に効く：貝類／肝臓ガン、肝機能低下　タコ・カニ／すべてのガンなど

貝類やタコ・イカに多く含まれる有効成分のタウリンは、体内のあらゆる臓器に存在していて、不足すると全身に問題が生じます。健康な状態であればタウリンが不足することはありませんが、過労やガンを引き起こすような代謝・栄養障害があると不足することがあります。貝類には肝臓の働きを助けるグリコーゲンや、造血や神経にかかわるビタミンB_{12}、鉄分が豊富です。

小エビ・小魚

★この病気に効く：すべてのガンなど

小エビや小魚に豊富なカルシウムは、骨や歯を丈夫にするだけでなく、精神を落ち着かせたり、心臓の働きを正常に保つなど、生命維持に欠かせない成分です。紅色の小エビにはアスタキサンチンという高い抗酸化作用を持つ成分が含まれ、免疫力を高め、ガンを防ぐ効果があります。抗酸化作用のあるビタミンB群・E・Dも豊富です。まるごと食べることをおすすめしますが、その場合は湯通しして塩分を減らしましょう。

鶏肉

★この病気に効く：すべての生活習慣病など

四足歩行動物のたんぱく質や脂肪の過剰摂取はガンや生活習慣病のリスクを高めることが知られていますが、鶏肉は心配ないと考えられます。牛肉や豚肉を毎日摂ることはおすすめできませんが、皮や脂肪を取り除いた鶏肉のササミや胸肉を適量に摂るなら、１日１回は食べてかまわないでしょう。ただし、平飼いされた健康な鶏で、動物性飼料を食べていない、高品質なものを選ぶようにしてください。

鶏卵・ウズラの卵

★この病気に効く：すべての生活習慣病など

卵黄に含まれるコリンは脳の老化防止に有効な成分です。また卵白に含まれるリゾチームは免疫力を高めるといわれています。卵はほぼすべての栄養素をカバーする高栄養食品です。質のよいものを１日１個食べる程度なら、問題はありません。鶏肉同様に健康的な環境で育った親鳥の卵を選ぶよう心がけてください。ウズラの卵も同様に、親鳥の健康状態がよく、エサに問題がないものを選びましょう。

緑茶・紅茶・ココア・コーヒーなど

★この病気に効く：緑茶／胃ガン、肺ガン、すべての生活習慣病、すべての胃腸病　紅茶／すべてのガン、すべての生活習慣病　ココア・コーヒー／すべての生活習慣病など

緑茶はビタミンＣや抗酸化作用の高いカテキンが豊富です。紅茶にはテアフラビン、ケルセチンといったポリフェノールが含まれます。ココアもポリフェノールが豊富。コーヒーにはガン抑制効果があるという研究結果が出ています。またコーヒーのカフェインは脂肪の代謝を促進する効果があります。

ヨーグルト

★この病気に効く：大腸ガン、すべての生活習慣病、すべての胃腸病、すべての免疫疾患、白内障予防など

ヨーグルトを発酵させる乳酸菌には、便秘解消やガンを予防する働きがあります。乳酸菌は免疫と密接に結びついている腸内環境を整え、アレルギー疾患を改善する効果が期待できます。またヨーグルトは胃ガンの原因になるピロリ菌を抑制することもわかっています。果物やオリゴ糖などと一緒に摂るとさらに健康効果が高まります。

ハチミツ

★この病気に効く：膵臓ガン、すべての生活習慣病、すべての胃腸病、すべての免疫疾患、白血病など

ハチミツにはビタミンK、亜鉛、乳酸、クエン酸、コハク酸などが含まれ、クエン酸回路の働きを助け、ガン予防に効果を発揮します。ヨーグルトと一緒に摂るとさらに免疫力を高めることがわかっています。ハチミツの1日の摂取量の目安は大さじ2杯程度。料理に甘みを足したり、ジュースに入れるなどして毎日摂りましょう。

済陽式・食事療法　Q&A

Q　毎日玄米を食べなければ、健康増進の効果は得られないのでしょうか？

A　毎日毎食、玄米や胚芽米を食べる必要はありません。逆をいえば、毎回白米や精白小麦のパンを摂り続けることをやめてください、ということです。ですから、週に1～2回、玄米や胚芽米を摂るようにして、同じものばかり食べ続けなければ大丈夫です。

Q　天然水がなかなか入手できないのですが、浄水器を通した水でもかまいませんか？

A　基本はナチュラルミネラルウォーターを飲んでいただきたいのですが、浄水器でも多少の効果はあると思います。ただし、いくら性能のいい浄水器でも完璧ではありませんので、病人、高齢者が飲む場合は、できるだけナチュラルミネラルウォーターにしたほうがいいでしょう。

若くて解毒能力が高い児童や青年であれば、浄水器でも大丈夫です。ただし、その場合も、ろ過式ではなく、活性炭などを使った吸着式の浄水器を選んでください。ろ過式の場合、低分子の成分は濾過しきれないからです。

Q　限りなく無塩の食事が望ましいとのことですが、絶対に塩分を排除しなければなりませんか？

A　無塩である必要はありません。ただし1日の摂取量は5g以下にしてください。それでも日本人の平均的な塩分の摂取量は1日平均10g程度ですから、ずいぶん薄味に感じることと思います。

ただ魚介類などの海産物には、少量の塩分が含まれていることは覚えておいてください。もの足りないと感じたら、レモンや香辛料を使ってアクセントをつけるといいでしょう。

Q

フレッシュジュースをたくさん飲むと、おなかがゆるくなりそうで心配です。

A

確かに、夏野菜のなかには体を冷やすものもありますから、おなかがゆるくなることを心配する人もいるでしょう。しかし、おなかがゆるくなるのは食物繊維の働きでもあります。済陽式・食事療法のジュースは、ミキサーではなくジューサーで搾り、食物繊維を取り除くので、そういった心配はあまりしなくても大丈夫です。

また、ジュースにする野菜類は、冷蔵庫から出してすぐ搾るのではなく、しばらく室温に置いてから搾ると、体を冷やす心配も軽減されます。

Q

バターやマーガリンは、健康のためにも摂らないほうがいいのでしょうか？

A

健康な人なら、バターは食べてもいいでしょう。しかし、摂りすぎは禁物です。健康に問題がある人は、バターも制限が必要です。

マーガリンはトランス脂肪酸を多く含むので、健康状態にかかわらず摂らないようにしましょう。

Q

ヨーグルトにもたくさん種類がありますが、どれがおすすめというのはありますか？

A

ヨーグルトのなかに含まれる乳酸菌には、丸い形の「球菌」と、細長い形の「桿《かん》菌《きん》」があります。いずれも腸内環境を整える機能があり、人体には非常に有益です。ただし、球菌はサイズが小さいので、同量のヨーグルト内であれば、桿菌より多く存在できます。ですから、球菌を含むヨーグルトを食べたほうが、効率よく乳酸菌を取り入れることができるわけです。ちなみに、カスピ海ヨーグルトなどに含まれるのは球菌が多く、ブルガリア菌やガゼイ菌は桿菌になります。

Q

現在健康である場合も、飲酒はやめたほうがいいのでしょうか？　もし飲めるとしたらどの程度が許容範囲でしょうか？

A

済陽式・食事療法では、9つ目の原則として禁酒、禁煙を掲げています。
お酒は「百薬の長」ともいいます。病気を患っている人には禁酒を指導していますが、健康な人の場合は、ある程度は飲んでもいいでしょう。アルコールは適度な分量であれば、血行がよくなりますし、大脳の働きを少し抑えることで快活になり、気分を朗らかにする効能もあります。

ただし、体から見ると、アルコールには「肝毒性」があります。肝臓の代謝、肝臓細胞の障害をきたす可能性があるのです。

しかし、健康な人であれば、1日あたりのアルコール摂取の上限を20g程度におさえればかまわないと思います。日本酒で1合、ビールなら大瓶1本、ワインはグラス1杯、ウイスキーはダブル1杯。これを目安にして、深酒を続けなければ良いと考えてください。

タバコは、健康状態にかかわらず百害あって一利なし。すぐにやめるべきです。

済陽高穂（わたよう・たかほ）
1945年、宮崎県生まれ。1970年、千葉大学医学部卒業後、東京女子医科大学消化器病センターに入局。1973年、米国テキサス大学に留学し、消化管ホルモンについて研究する。1989年、帰国し、東京女子医科大学助教授。1994年、都立荏原病院外科部長。2003年、都立大塚病院副院長。2008年、三愛病院医学研究所所長、トワーム小江戸病院院長。同年11月よりPET専門の西台クリニック院長。著書に『今あるガンが消えていく食事』『ガンが消えていく食事 成功の秘訣（食道・胃・大腸・肝臓・膵臓・腎臓・肺・前立腺ガンから悪性リンパ腫まで続々と治癒）』（共著）（ともにマキノ出版）、『今あるがんを消すジュースとスープ…有効率60%以上の済陽式食事療法』（英和出版社）、『塩分のとりすぎがあなたの体をむしばむ』（PHP研究所）など多数。

ガンにもよく効く！
病気にならない
食べもの・食べかた

2016年11月7日　初版第1刷発行

著　者　済陽高穂
編集制作　風土文化社
発行者　深澤哲也
発行所　株式会社メトロポリタンプレス
〒173-0004　東京都板橋区板橋 3-2-1
TEL.03-5943-6430　FAX.03-3962-7115
http://www.metpress.co.jp
印刷・製版　株式会社ティーケー出版印刷

ISBN978-4-907870-37-9 C2077